AF453843

Les Maîtres de la Science

BIBLIOTHÈQUE RÉTROSPECTIVE

Hunter

LE SANG

1728-1793

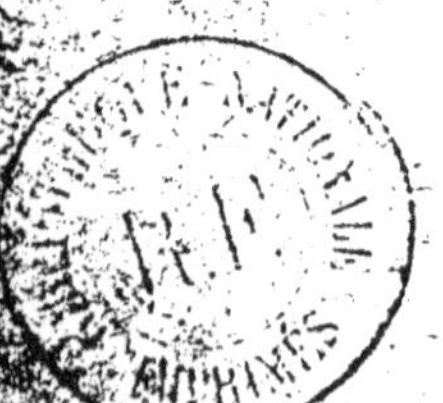

G. MASSON

120, Boulevard Saint-Germain

BIBLIOTHÈQUE RÉTROSPECTIVE

PUBLIÉE SOUS LA DIRECTION DE

M. CHARLES RICHET

Professeur à la Faculté de médecine de Paris

HUNTER

LE SANG

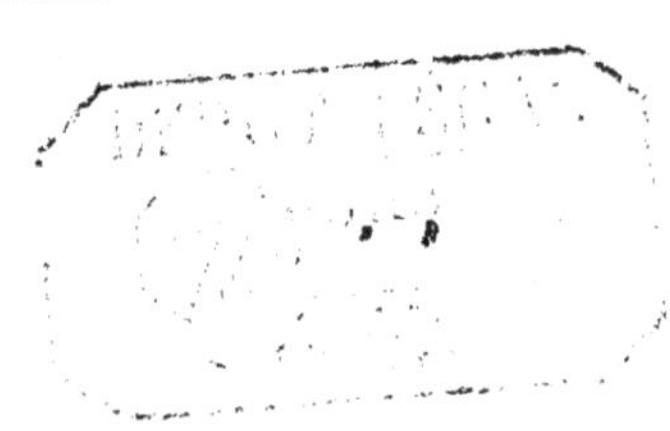

PARIS

G. MASSON, ÉDITEUR

LIBRAIRE DE L'ACADÉMIE DE MÉDECINE

120, BOULEVARD SAINT-GERMAIN

1892

AVANT-PROPOS

Nous devons expliquer en quelques mots le but et la portée de cette publication.

Nous l'avons appelée « Bibliothèque scientifique rétrospective », parce que notre intention est double : d'une part, nous voulons que cette Bibliothèque soit franchement scientifique, avec des faits et des détails utiles encore à connaître aujourd'hui ; et, d'autre part, nous avons l'intention de n'admettre que des travaux devenus absolument classiques et consacrés par l'admiration universelle.

A notre époque, en cette fièvre de production hâtive, on se dispense trop d'avoir recours aux auteurs originaux. Une analyse, presque toujours inexacte et tou-

jours insuffisante, voilà ce que demandent le lecteur
superficiel, l'étudiant, et même le professeur. Quant
à se reporter aux ouvrages fondamentaux et originaux,
on n'y pense guères, et peut-être n'y pense-t-on pas
parce que rien n'est plus pénible que d'aller consulter
les vieux documents bibliographiques.

Ainsi, pour prendre l'exemple du premier ouvrage
que nous publions ici, il n'est pas facile de pouvoir
lire Lavoisier dans la forme originale. La grande publication in-quarto du ministère de l'Instruction publique
est fort coûteuse, et d'ailleurs à l'heure actuelle elle
est tout à fait épuisée. Quant aux mémoires de l'Académie des sciences, qui donc peut les avoir chez soi?
Alors, comme on ne peut lire Lavoisier que dans les
bibliothèques publiques, on ne le lit pas, ce qui est
bien simple et à la portée de tout le monde. Il s'en-
suit que presque personne n'a lu Lavoisier; et c'est
assurément grand dommage.

Nous voulons changer, dans la faible mesure de nos
forces, cet état de choses. Il faut que tout étudiant,
tout travailleur, puisse connaître les maîtres de la
science autrement que par des citations de dixième
main. Pour être un homme de bonne société, il faut
fréquenter les gens de bonne société : eh bien! pour
apprendre à penser, il faut fréquenter ceux qui ont
pensé profondément, ceux qui, par leur pénétration,
ont régénéré la science et ouvert des voies nouvelles.

Un manuel, c'est un très bon livre et probablement un livre nécessaire ; mais il faut sortir du manuel, et le meilleur moyen d'en sortir c'est de se reporter aux ouvrages des maîtres. Que dirait-on d'un peintre qui ne voudrait étudier les tableaux de Rubens ou de Raphaël que d'après des photographies? Encore les photographies donnent-elles d'un tableau une image plus exacte que l'analyse d'un mémoire de Lavoisier, de Lamarck, ou de Harvey, ou de Bichat, ne fait connaître la pensée de Lavoisier, ou de Lamarck, ou de Harvey, ou de Bichat.

Nous n'avons pas voulu faire de cette publication une œuvre de luxe. Nous avons préféré la mettre à la portée de tout le monde. Le prix de chacun de ces petits volumes est tout à fait modique, si bien que chaque étudiant, pour une dizaine de francs, va pouvoir posséder à peu près tout ce qu'il a besoin de connaître en fait de science parmi les auteurs passés. Si cela lui donne le goût d'en lire davantage, et d'aller consulter les œuvres complètes, et non les fragments étendus que nous donnons, rien de mieux ; mais ce sera un vrai luxe d'érudition, voire même un luxe assez rare, et notre Bibliothèque rétrospective sera, croyons-nous, suffisante pour la grande majorité des jeunes gens.

Quoique l'édition soit à très bas prix, nous n'avons rien négligé pour la rendre correcte. Je tiens à remercier mon ami M. Alexis Julien, qui m'a assisté dans mon entreprise, ainsi que les imprimeurs et les éditeurs qui y ont donné tous les soins nécessaires.

Les premiers volumes sont surtout consacrés aux sciences biologiques et médicales. Plus tard nous espérons l'étendre à d'autres sciences; nous pourrons aussi, sans doute, au lieu d'extraits de livres, donner des extraits des mémoires les plus importants qui, dans le passé de la science, on fait époque. Mais au début nous donnerons seulement les grands écrivains scientifiques de la biologie : Lavoisier, Harvey, Bichat, Haller, Lamarck, Laënnec, Legallois, Hunter et William Edwards.

Charles Richet.

HUNTER

1728-1793.

John Hunter, célèbre par ses découvertes en physiologie, en anatomie, en médecine et en chirurgie, naquit à Calderwood (Ecosse), en 1728. Il commença à étudier la médecine et la chirurgie sous la direction de son frère aîné, William Hunter, de Cheselden et de Pott. Il se livra d'abord à l'étude de l'anatomie et de la physiologie, et ses premières recherches portèrent sur les lymphatiques et l'absorption. Elles sont remarquables par leur précision.

Puis, devenu célèbre, il pratiqua la chirurgie avec un succès éclatant. Il acquit ainsi une grande fortune qu'il employa à la fondation d'un musée d'histoire naturelle qui fut, depuis, acquis par le Collège des chirurgiens.

Hunter a publié un nombre considérable de travaux sur l'histoire naturelle et la chirurgie. Il n'est pas de question en biologie zoologique qu'il n'ait abordée. Ses travaux sur la descente du testicule, l'absorption veineuse, la chaleur animale, la respiration artificielle, les vésicules séminales, la coagulation du sang, la phlébite, la digestion stomacale, la cure de l'anévrysme sont, à bon droit, restés classiques.

La traduction que nous publions ici est celle de M. G. Richelot, qui a donné en français la traduction complète de Hunter (4 vol. in-8°. 1843).

PRINCIPAUX OUVRAGES

Leçons sur les principes de la chirurgie. (Edition Palmer.)

Traité sur l'histoire naturelle des dents. (1771 à 1778.)

Traité de la syphilis. (1786.)

Observations sur certaines parties de l'économie animale
(1786.)

LE SANG

CONSIDÉRATIONS GÉNÉRALES SUR LE SANG

Tout le monde accorde que le sang a une part considérable dans l'inflammation; ou au moins qu'il est affecté d'une manière spéciale par l'inflammation, et qu'il fournit, par l'aspect qu'il présente, un des signes ou symptômes de son existence. En outre, le sang joue un rôle important dans ma théorie de l'inflammation. Telles sont les raisons qui m'ont décidé à commencer mon ouvrage par l'histoire naturelle du sang, dont la connaissance préalable est d'autant plus nécessaire, que les descriptions qui en ont été faites jusqu'à présent ne peuvent guère servir à expliquer les usages de ce liquide dans l'économie animale à l'état de santé, et ses changements, dans l'état de maladie.

Le cœur et les vaisseaux jouent un rôle très actif dans les inflammations; et comme leur structure et leurs actions n'ont pas été bien comprises, j'ai ajouté à l'histoire naturelle du sang une description de la structure du cœur et des vaisseaux, et l'exposé de leurs actions dans la machine vivante; enfin, j'ai expliqué une fonction. jusqu'à présent inconnue, des vaisseaux absorbants.

Toute action naturelle du corps exigeant, pour sa perfection, le concours d'un grand nombre de circonstances, nous devons naturellement supposer que les diverses actions qui se combinent entre elles s'accomplissent dans une entière harmonie lorsque le corps est dans l'état de santé. Mais il n'en est point ainsi pour les actions morbides; car, au contraire, la maladie consiste dans l'absence de cette harmonie, lorsque le corps est dans l'état de santé, et conséquemment les actions morbides varient suivant un grand nombre de circonstances naturelles; je me propose de faire ressortir quelques-unes des plus remarquables de ces circonstances.

L'inflammation ne peut avoir lieu sans une cause excitante; et la même cause, qui produit tel effet dans une circonstance, ne le produit point dans une autre. C'est pourquoi j'ai commencé en supposant une lésion entourée de circonstances telles qu'il n'en résulte aucune inflammation, ce qui forme un contraste frappant avec les cas où un travail inflammatoire prend naissance; car les effets opposés s'éclairent mutuellement. Et, comme l'inflammation est une action morbide des vaisseaux qui se produit très souvent dans les maladies, et qu'elle est de di-

verses espèces, j'ai donné préalablement une description concise de plusieurs de ses espèces les plus
communes, ce qui mettra à même de comprendre
toutes les autres.

On a divisé, avec raison, l'ensemble du monde matériel en solides et en fluides; ce sont les seuls états
essentiellement différents que nous puissions observer dans la matière. La matière semble passer
sans cesse de l'un de ces deux états à l'autre, mais
avec ces conditions, qu'aucune espèce de matière
ne peut prendre la forme solide sans avoir été d'a-
bord à l'état de fluide, et qu'aucun changement ne
peut s'opérer dans un solide s'il n'est préalablement converti en un fluide. Le corps vivant est soumis à ces lois générales; car toute matière animale
solide a été d'abord liquide, et ce n'est qu'après
avoir revêtu la forme solide qu'elle devient apte
à contenir d'autres liquides, qui servent à l'accroissement et au renouvellement des solides eux-
mêmes.

Les solides vivants, bien que composés d'une seule
espèce de matière, sont néanmoins susceptibles d'offrir des caractères extérieurs très divers; et il est
des animaux chez lesquels cette diversité est plus
grande que chez les autres. Mais la partie liquide
du corps, dans son état naturel, ne se présente que
sous un seul aspect, qui est celui du sang. Il est
des parties qui, quoique à peine solides quant à
leur nature, doivent cependant être considérées
comme des solides, parce qu'elles sont fixes dans

leur situation et appropriées à des actions locales, et parmi lesquelles quelques-unes agissent sur les liquides (qui sont, jusqu'à un certain point, passifs dans tous les animaux) et en disposent dans un but utile pour l'économie animale, de la même manière que les parties que l'on appelle ordinairement les solides des animaux. De cette espèce sont les parties gélatineuses de plusieurs animaux marins d'un ordre inférieur, comme les méduses, ainsi que l'humeur vitrée de l'œil, etc. Il y a, entre les parties solides et les parties liquides des animaux, une relation sympathique réciproque, qui a pour objet leur entretien mutuel. Dans les maladies, quand la machine ne peut être alimentée comme à l'ordinaire, les solides du corps y suppléent, et le sujet devient maigre. Il semblerait résulter de là que les liquides seraient, dans la machine, un objet plus digne d'attention que les solides eux-mêmes.

Cette partie liquide des corps vivants est appelée le sang; chez les animaux qui nous sont le plus familiers, le sang est de couleur rouge. On a plus étudié la nature et l'aspect du sang dans les maladies, principalement dans les maladies d'espèce inflammatoire, qu'à l'état de santé, parce qu'après sa sortie du corps, il fournit plus de notions sur la maladie qu'aucun des solides, et présente des changements que les solides ne subissent point. Quelques-uns de ces changements sont le résultat de la séparation de ses parties constituantes les unes des autres; mais, comme il est rare que le corps vi-

vant soit dans un état parfait de santé, il est difficile d'obtenir deux fois d'une même personne du
sang qui soit exactement dans le même état, bien
qu'il ne soit pas sensiblement malade. Dans l'histoire du sang il faut mentionner ces variétés, quoiqu'elles ne soient souvent qu'un degré moins prononcé de ce que l'on observe dans l'état de maladie. Il est certain, en effet, que la maladie jette
une grande lumière sur l'histoire naturelle du sang;
et les changements visibles que ce liquide subit
doivent avoir nécessairement excité les médecins à
l'examiner avec attention.

Toutefois, la seule connaissance que nous ayons
d'une différence quelconque dans le sang dérive des
variétés qu'il présente dans ses changements spontanés, quand il est hors de ses vaisseaux, et ces
différences ne paraissent pas toujours modifier la
nature réelle du sang, car souvent les animaux
continuent à se bien porter alors même qu'elles
ont lieu.

Il est très probable que le sang est constitué de
la même manière chez tous les animaux, absolument comme le tissu musculaire d'un animal est
semblable à celui d'un autre; la seule différence
qu'on observe, c'est que quelques animaux n'ont
point la partie qui lui donne sa couleur rouge;
les autres parties, savoir, la lymphe et le sérum,
sont les mêmes chez tous, autant que je puis le
savoir.

La transfusion du sang d'un animal dans les vaisseaux d'un autre prouve jusqu'à un certain point l'uniformité de nature du sang; car, aussi loin que ces expériences ont été poussées, aucune altération n'a été observée.

En général, nous acquérons une certaine connaissance des objets de la nature qui sont soumis très fréquemment à notre observation; et souvent il ne faut guère qu'une attention ordinaire pour en concevoir assez bien les principes généraux. C'est ce qui a lieu pour le sang.

On sait que le sang est rouge dans un grand nombre d'animaux, et qu'il est entièrement liquide, tant qu'il est en circulation, dans le corps vivant. On sait qu'il se sépare en plusieurs parties, quand il est hors du corps, et qu'une portion de sa masse totale devient solide. On sait également que tout animal meurt quand il en est privé dans une certaine proportion; aussi est-il devenu l'objet d'une vénération toute particulière, parce qu'on l'a considéré comme constituant la vie de l'animal. De même que toutes les choses auxquelles on reconnaît un usage d'une grande utilité, le sang a fréquemment attiré l'attention des hommes, comme objet de curiosité seulement; mais quelques observateurs sont partis de cette simple contemplation, pour se livrer à une investigation plus approfondie de la nature et des propriétés de ce liquide, et pour éclairer ce sujet dans toute son étendue. Les médecins praticiens ont pris beaucoup de part à ces recherches, par la conviction que la connaissance du sang leur serait d'une grande utilité dans leur profession; et ceux à qui l'enseignement de la médecine a été confié ont développé encore plus d'industrie dans cette étude. Mais l'emploi fréquent que l'on fait de la phlébotomie dans le traitement des maladies, a fourni les plus nombreuses occasions d'observation, et a presque suffi pour mettre les physiologistes à même d'expliquer la plupart des principes qui concernent le sang, indépendamment de toute autre expérimentation.

Dans les animaux à sang rouge, on peut adopter deux modes d'investigation. L'un consiste à étudier le sang tandis qu'il est en circulation; alors son mouvement est visible à cause de sa couleur, et l'on peut ainsi se faire une idée de la circulation dans les petits vaisseaux. En même temps, les lésions traumatiques, les opérations chirurgicales et la connaissance anatomique des vaisseaux dans lesquels le sang est contenu, ont concouru à faire connaître plus parfaitement son mouvement dans les gros vaisseaux. L'autre mode d'investigation, qui consiste à examiner le sang quand il est hors du corps, permet d'observer tout ce qui a rapport à ses changements spontanés et à sa séparation en ses parties constituantes, ainsi que les propriétés visibles de chacune de ces parties. On acquiert aussi par cette voie la connaissance de ses propriétés chimiques, qui toutefois ne jette pas beaucoup de lumière sur la nature du liquide lui-même.

On appelle le sang un liquide, parce qu'on le

trouve toujours à l'état liquide dans les vaisseaux
des animaux vivants, tant qu'il est sous l'influence
de la circulation; cependant, cet état ne lui est
pas naturel dans toutes les circonstances; en effet,
lorsqu'il ne circule point, la solidité est une propriété nécessaire et essentielle de l'une de ses parties constituantes, et la liquidité n'est nécessaire
au sang que dans le moment de la circulation, pour
son mouvement, sa distribution, et la facile séparation de ses parties.

Si le sang n'était pas liquide, il ne pourrait pas
être poussé à travers des tubes flexibles, et distri-
bué à toutes les parties du corps. Il ne pourrait
pas se diviser en plusieurs portions, quand les vaisseaux se ramifient, ni passer à travers les petits
vaisseaux, ni admettre la séparation de celles de ses
parties qui ont pour objet de produire l'accroissement et la réparation de tout le corps, ni enfin se
prêter aux diverses sécrétions; il ne pourrait pas
non plus être rapporté au cœur.

La couleur rouge du sang est due simplement à
la présence d'une matière rouge qui y est répandue, mais elle n'est pas commune à tous les animaux. Le sang présente des changements plus nombreux que les solides, et l'on peut le soumettre à
un plus grand nombre d'expériences dans la vue
de déterminer sa nature et ses propriétés Cela dépend jusqu'à un certain point de sa liquidité; sous
cette forme, il n'a pas encore atteint son état dé-
finitif, et n'est que la substance qui fournit les ma-

tériaux destinés à la production ou à l'accroissement des solides.

On a considéré, en général, la chaleur des animaux, principalement ceux que l'on appelle « animaux à sang chaud », comme dépendant principalement du sang, ou au moins comme étant liée avec ce liquide autant qu'avec toute autre partie du corps. Comme j'aurai occasion de parler de l'augmentation de chaleur des parties enflammées, on pourrait s'attendre à me voir tenter d'expliquer ce principe, en traçant l'histoire du sang. Mais j'avoue que je ne le comprends pas complètement, et que les théories qui ont été proposées jusqu'à présent ne me satisfont pas le moins du monde, car je crois qu'aucune d'elles ne s'accorde parfaitement avec toutes les circonstances que l'on peut observer dans les cas en question.

§ Iᵉʳ. *Du sang considéré dans son ensemble, et des diverses parties qui le composent.*

Le sang, en circulation dans les vaisseaux et examiné à l'œil nu, paraît être une masse homogène; mais, quand il pénètre dans des vaisseaux si petits que ses parties visibles doivent presque se séparer, et que l'on observe au microscope, tout ce q'on aperçoit, ce sont des globules qui se meuvent dans les vaisseaux.

Là, les autres parties du sang, que l'on appelle
la lymphe coagulable et le sérum, cessent d'être
visibles à cause de leur transparence, et les globules ne constituent pas, strictement parlant, une partie du liquide, mais ils y sont seulement suspendus.
Ces globules étant rouges communiquent cette couleur au sang, et sont appelés la partie rouge du
sang; mais ils n'offrent pas toujours la même
nuance quand ils sont rassemblés en masse, ce qui
dépend probablement d'une différence dans la nuance
de coloration de chacun des globules. Le sang de
quelques animaux n'a point de globules; il est parfaitement transparent, et même à un plus haut degré que les parties les plus transparentes du sang
rouge, auxquelles il est analogue. La couleur rouge
n'est donc point essentielle pour constituer de véritable sang; et je crois que la légère coloration que
présente le sang, indépendamment des globules, est
due à la présence de diverses substances qui se
trouvent en solution dans le sérum. Le sang a un
goût qui lui est propre; il est un peu salé, mais
cette saveur est de nature particulière: on peut toujours reconnaître au goût quand on a du sang dans
la bouche.

Telles sont les principales remarques que l'on
peut faire sur le sang, quand il est en circulation
ou dans son état de liquidité; mais il est une de
ses parties qui, sous l'influence de certaines circonstances, se change en un solide, ou, comme on dit
communément, se « coagule », ce qui met en évi-

dence la plupart des parties qui entrent dans sa composition. Dans ce phénomène, le sang se sépare en deux substances distinctes, une qui se coagule, et une autre qui s'en sépare et qui reste liquide; mais le coagulum enveloppe la partie rouge. Cette séparation suffit pour faire connaître les parties constituantes du sang. Les éléments du sang qui se séparent ainsi ont été nommés, d'après leurs propriétés apparentes, l'un, la « lymphe coagulable » l'autre, le « sérum », et l'on a donné à la partie rouge le nom de « globules rouges »; mais, après avoir pris une connaissance plus approfondie des différentes parties de ce liquide, nous verrons que ces termes n'en expriment pas toutes les propriétés.

. La dénomination de lymphe « coagulable » n'indique point la propriété de se coaguler comme inhérente à la lymphe elle-même, et plusieurs substances, quoique ne jouissant pas de la faculté de se coaguler spontanément, sont cependant coagulables par des moyens chimiques. Par exemple, la chaleur coagule la partie farineuse des végétaux, qui, par ce moyen, peut former une pâte; elle coagule aussi le mucus. L'alcool coagule plusieurs substances animales; les acides coagulent le lait, etc. On devrait désigner cette propriété du sang par un mot qui exprimât que ce pouvoir de coagulation spontanée lui est inhérent. Peut-être atteindrait-on mieux le but en appliquant l'épithète « coagulante » à ce qu'on appelle lymphe « coagulable », et l'on pourrait réserver cette dernière pour les liquides dont la coagulation exige un procédé chimique. De cette espèce est le sérum, car j'ai découvert que ce liquide est composé de deux parties, ce que l'on démontre par l'emploi des différents moyens propres à déterminer la coagulation. Il est peut-être impossible de découvrir toutes les propriétés et tous les usages des parties constituantes du sang dans la machine animale, et il n'est pas facile de déterminer si elles agissent ou sont employées conjointement pour produire leur effet; mais il est quelques propriétés que l'on peut constater, et qui portent à croire que certaines parties du sang sont destinées à composer certaines parties solides, qui possèdent des propriétés semblables à celles des parties correspondantes du sang.

§. II. *De la coagulation du sang et de ses effets.*

Je vais m'occuper d'abord de la coagulation du sang, parce que c'est le premier changement qui s'opère dans ce liquide quand il est hors de ses vaisseaux, et qu'elle s'effectue même dans l'intérieur des vaisseaux, sous l'influence de certaines circonstances.

Bien que l'état liquide soit indispensable au sang pour qu'il puisse circuler, la coagulation n'est pas un phénomène moins nécessaire pour le sang qui doit être appliqué à un usage quelconque hors des voies de la circulation, même au dedans du corps; aussi mérite-t-elle d'être étudiée avec tout autant d'attention. Je crois qu'on s'instruit plus sur les usages du sang dans l'économie animale par l'étude de la coagulation que par celle de son état liquide. La coagulation du sang, quand il est hors de la circulation, paraîtrait devoir être sans connexion avec la vie; cependant la vie ne pourrait avoir lieu, si le sang n'était doué de la faculté de se coaguler. Dans plusieurs maladies, on voit le sang se coaguler dans le corps vivant, même au dedans des vaisseaux, mais plus souvent quand il est extravasé. La faculté de se coaguler n'appartient pas à tous les principes immédiats du sang en circulation; elle est propre à la partie que j'ai appelée « lymphe coagulante », et qui, pendant cet acte, se sépare ordinairement de l'autre partie appelée le « sérum ».

Il n'est pas facile de déterminer si, tandis que le sang est en circulation, la totalité du sérum en constitue une partie distincte; car nous n'avons aucun moyen de le séparer de la lymphe coagulante, quand ils sont liquides tous les deux. Comme le sérum fait partie de la masse totale dans l'état liquide, la première période de la coagulation est une espèce de décomposition, et consiste dans la séparation du sérum. Mais, d'un autre côté, il y a des raisons pour considérer la lymphe coagulante comme distincte du sérum lors même que tous deux sont à l'état liquide; car le sérum peut se séparer de la lymphe, sans coagulation, par suite de plusieurs actions naturelles, anormales ou morbides des vaisseaux. C'est ainsi que sont formés le liquide de l'amnios et celui des hydropisies. On peut donc conclure que la séparation du sérum, quand la lymphe est coagulée, n'est point un acte nécessaire à la coagulation, mais qu'elle en est un effet.

Les circonstances qui accompagnent la coagulation de la lymphe sont sujettes à de grandes variétés, qui dépendent de l'état du corps ou correspondent avec lui, et le meilleur moyen que nous ayons de juger de cet état consiste dans la facilité ou la difficulté avec laquelle le sang se coagule, et dans la fermeté ou la mollesse du coagulum. Le sang humain, étant un composé dont les parties sont en quelque sorte séparées, présente dans sa coagulation encore plus de variétés que la lymphe seule n'en peut offrir, et qu'on n'en peut observer chez les animaux qui n'ont pas le sang rouge; car la partie rouge met en vue plusieurs des changements qui s'opèrent dans la lymphe, tant à raison des nuances de coloration, qu'à cause de la différence de pesanteur spécifique.

Les trois substances, qui deviennent manifestement distinctes quand la lymphe se coagule, diffèrent sous le rapport de la pesanteur: le sérum est la plus légère de ces substances, et, comme il reste liquide, il s'élève au-dessus du caillot; les globules rouges, qui ne subissent aucun changement, sont la partie la plus pesante, et descendent plus ou moins dans l'épaisseur de la lymphe, mais se trouvant enveloppés par la concrétion de cette dernière, ils ajoutent à son poids et contribuent à la faire s'enfoncer davantage dans le sérum.

Le sang, quand il est hors de ses vaisseaux, se coagule plus ou moins vite, suivant la rapidité ou la lenteur de son extravasation, et suivant la quantité qui s'en extravase. Il se coagule lentement, quand il est reçu rapidement et en grande quantité dans un bassin, promptement quand on le laisse couler lentement et en petite quantité. Ces faits seront mieux compris, quand je traiterai des principes de la coagulation.

Quand le sang est reçu dans un vase, et exposé ainsi au contact de l'air, il se coagule certainement plus vite que quand il est extravasé dans le tissu cellulaire, ou contenu dans les vaisseaux ; sur une surface « exposée », il se coagule plus rapidement que partout ailleurs, si ce n'est sur les bords du bassin dans lequel il est contenu. On a observé que la couche supérieure du sang est celle qui se coagule la première, ce qui donne lieu à la formation d'une pellicule mince qui est semblable à celle qui se forme sur le lait quand il est près de bouillir, et au-dessous de laquelle il est encore liquide ; mais la masse totale s'épaissit graduellement, perd sa transparence, et se coagule dans l'espace de quinze à vingt minutes, en formant un caillot d'une consistance assez ferme. Le temps requis pour cette coagulation varie suivant la quantité de sang qui se trouve rassemblée en une seule masse, et suivant la disposition du sang au moment où on l'a recueilli.

Lorsque le sang est coagulé, on peut observer les apparences suivantes: le coagulum nage en général dans un liquide; mais il n'en est pas toujours ainsi, car il arrive quelquefois que, dans l'acte de la coagulation, la lymphe ne chasse pas le sérum hors de sa substance, ce qui suppose un phénomène de contraction. La partie supérieure du coagulum est la plus dure ou la plus ferme; et il devient de moins en moins ferme vers sa partie inférieure, parce qu'il y a inférieurement d'autant moins de lymphe coagulante que les globules rouges ont descendu en plus grand nombre dans l'épaisseur de la lymphe avant qu'elle se coagulât. La lymphe coagulante est d'autant plus solide qu'elle contient moins de sérum; et en effet, tant que le sérum est interposé dans sa substance, lors même qu'elle ne contient point de globules rouges, elle a peu de dureté. Mais si on la presse entre le doigt et le pouce, de manière à en exprimer le sérum, elle devient presque aussi dure et aussi élastique que les parois d'une artère; elle présente un aspect fibreux, et même forme des lames; et, en réalité, elle offre une grande ressemblance avec le tissu artériel; ce qui nous donne une idée claire du mode suivant lequel une membrane peut être formée, et nous permet probablement de concevoir comment elle peut être modifiée de diverses manières, selon l'impression faite sur elle par les parties environnantes. Telle est la raison pour laquelle la lymphe qui a la plus forte disposition à se coaguler, est celle qui se montre la plus dure, parce qu'elle se sépare d'une plus grande quantité de son sérum. La lymphe est transparente; mais il n'est guère possible de dire si elle a une coloration propre, comme le sérum, car il est rarement possible de l'obtenir à l'état liquide, dégagée des globules rouges, et jamais on ne peut l'obtenir libre de sérum; or, le sérum est lui-même coloré. Quand elle est recueillie dans un vase où elle est longtemps à se coaguler et où les globules rouges s'abaissent promptement, on voit qu'elle est transparente; mais pendant la coagulation, elle devient trouble, puis complètement opaque, et colorée. En la plongeant dans l'eau, on la rend quelquefois très blanche, ce qui n'aurait probablement pas lieu si elle était colorée par elle-même, indépendamment du sérum.

Il faut ordinairement un temps considérable pour que le sang arrive à sa coagulation complète ou plutôt à sa contraction; en effet, si on l'abandonne à lui-même pendant quelques jours, le coagulum devient de moins en moins considérable, parce qu'une quantité de plus en plus grande de sérum en est expulsée; et cela ne peut provenir de ce que le sérum, étant plus léger, se séparerait spontanément du caillot, car s'il n'y avait une force d'expulsion, il y serait retenu mécaniquement par l'attraction capillaire, comme dans une éponge. Le sang qui met le plus de temps à se coaguler, est celui qui se coagule le plus solidement, et qui présente la séparation la plus complète de ses parties constituantes. Dans les cas de cette espèce, la lymphe coagulante restant liquide plus longtemps, les globules rouges ont plus de temps pour se déposer et le sérum pour être expulsé du coagulum. Quand la coagulation est lente, et qu'elle est de nature à donner lieu à un caillot très ferme, on peut enlever la couche supérieure de la lymphe coagulante liquide, qui est libre de globules rouges; et la partie recueillie de cette matière se coagule immédiatement, tandis que la portion qui reste dans le vase demeure liquide un peu plus longtemps.

On a assigné à la coagulation de la lymphe plusieurs causes qui me paraissent peu vraisemblables. Il arrive souvent que, lorsqu'il s'opère dans la matière des changements dont les causes immédiates sont inconnues, l'esprit les rapporte à quelques circonstances qui les accompagnent, bien que, peut-être, ces circonstances n'aient aucune influence sur leur production, et qu'elles soient purement concomitantes. C'est ce qui a toujours lieu quand ces changements résultent de la nature même de la partie. Une semence placée dans un terrain humide se développe; mais le terrain n'est qu'une circonstance concomitante nécessaire, et non la cause immédiate. C'est la vitalité de la semence, stimulée

à l'action par l'humidité, qui est la cause immédiate
de sa végétation, et la semence continue à pousser
parce que son action est constamment excitée.
Toute l'eau du monde ne ferait pas végéter une semence morte. On doit faire la même distinction relativement à la coagulation de la lymphe.

Les premières observations qu'on a faites sur le
sang, ont été faites très probablement sur celui
des animaux les plus parfaits, dont la température
est communément plus élevée que celle de l'atmosphère. On observa que ce sang, hors de ses vaisseaux, se coagulait en se refroidissant; il était donc
naturel qu'on supposât que la coagulation de la
lymphe provenait de son refroidissement, comme
cela a lieu pour la gelée; mais le froid, isolément,
n'exerce certainement aucune influence sur la lymphe coagulante.

Si l'on retire un poisson de la mer, la température
de son corps étant à peu près de 60° Fahr., et
qu'on le place dans une atmosphère à 70°, le sang
de ce poisson, tiré de ses vaisseaux, se coagule immédiatement. J'ai constaté ce fait à bord d'un vaisseau, auprès de Belle-Ile, dans l'été de 1761. Ayant
pêché un poisson, je mesurai immédiatement sa
température, et je fis couler une partie de son sang;
le sang qui s'écoula se coagula immédiatement, bien
qu'il eût acquis une température plus élevée que
celui qui restait dans les vaisseaux du poisson, et
qui cependant était toujours liquide.

D'ailleurs, l'expérience de tout le monde et l'ob-

servation nous montrent que le froid seul n'a aucun pouvoir pour faire coaguler le sang. Il arrive
souvent que certaines parties d'un animal, comme
les doigts, la face, le nez, les oreilles, etc., sont re-
froidies presque jusqu'à la congélation, et même
qu'elles restent dans cet état pendant un temps
considérable, et cependant le sang conserve sa fluidité dans ces parties, ainsi que je l'ai expérimenté
sur mes propres doigts; et même lorsque le sang
d'une partie vivante a été congelé et dégelé ensuite,
il paraît aussi fluide qu'auparavant, et circule comme à l'ordinaire. La chaleur a la propriété d'exciter
l'action dans les vivants, et l'on observe que la chaleur accélère même l'acte de la coagulation. En
effet, si le sang est chauffé jusqu'à environ 120°
Fahr., il se coagule cinq minutes plus tôt que lorsqu'il est maintenu à sa température naturelle, et
aussi plus promptement que le sang du même animal, tiré en même temps et refroidi jusqu'à 50°.
Hewson a étudié cette question et s'est efforcé de
démontrer que ce n'est point le froid qui détermine
la coagulation du sang; il n'a pas moins travaillé
pour chercher quelle en est la cause réelle.

Il prit du sang récemment obtenu et le congela
rapidement. Lorsque ce sang fut dégelé, il redevint liquide, puis il se coagula bientôt après. Hewson considéra cette expérience comme prouvant suffisamment que ce n'est point le froid qui fait coaguler le sang.

Des considérations et des expériences exposées

ci-dessus, il résulte que le froid n'a par lui-même aucune influence sur la coagulation du sang.

Dans la plupart des cas où l'on voit le sang se coaguler, il est en contact avec l'air atmosphérique. L'air a donc ensuite été considéré comme cause de la coagulation du sang. Mais en réalité l'air n'a pas plus d'effet qu'aucun autre corps étranger susceptible de venir en contact avec le sang et de faire une impression quelconque sur lui; car le sang se coagule plus rapidement dans le vide qu'à l'air libre. Ni l'une ni l'autre de ces causes supposées n'explique pourquoi le sang ne se coagule pas après certaines espèces de mort, et dans l'écoulement menstruel. Elles n'expliquent point non plus la rapide coagulation que subit ordinairement le sang dans les vaisseaux après la mort, et lorsqu'il a été extravasé dans les cavités splanchniques, ou dans le tissu cellulaire, où l'air n'a jamais pénétré.

Le repos a été considéré aussi comme une cause de la coagulation du sang; et, bien que cette opinion ne soit pas vraie dans toute l'extension qu'on lui a donnée, je pense que le repos est une des circonstances qui exercent le plus d'influence sur ce phénomène. Mais c'est l'action du repos considérée isolément, sur du sang non « exposé », qui doit attirer notre attention; autrement, nous serions exposés à confondre cette cause avec les deux précédentes, le froid et le contact de l'air.

Puisque le sang peut se coaguler dans les vaisseaux, soit pendant la vie, soit après la mort, et

quand il est extravasé dans diverses parties de l'é-
conomie vivante, on pourrait considérer le repos,
aussi bien que le froid ou le contact de l'air, comme la seule cause de la coagulation du sang. Če-
pendant une telle propriété appartient, non au repos considéré en lui-même, mais au repos dans certaines conditions, car le mouvement communiqué
au sang, hors des vaisseaux, ne suffit point à lui
seul pour en prévenir la coagulation, et ne l'empêche même pas dans l'intérieur des vaisseaux,
s'il ne répond pas à tous les usages particuliers
du mouvement du sang. Le mouvement semble
retarder la coagulation ; cependant on sait que le sang
se coagule avec le temps, même dans les vaisseaux,
et plus tôt peut-être que partout ailleurs, sous l'influence de certaines circonstances, comme, par
exemple, quand il existe une disposition à la gangrène. Dans les cas de ce genre, on trouve le sang
coagulé même dans les plus gros vaisseaux. J'ai
vu survenir une gangrène du pied et de la jambe
chez un malade qui mourut lorsqu'elle n'avait encore fait que peu de progrès. En portant mes investigations au-dessus de la partie gangrenée, je trouvai l'artère crurale et l'artère iliaque complètement remplies par du sang solidement coagulé. On
peut conclure de là que cette disposition fut produite dans le sang par la tendance des vaisseaux
à se gangréner. Supposera-t-on que la coagulation
fut causée par la stagnation du sang, qui se trouva
arrêté dans les gros vaisseaux au niveau de la par-

tie gangrenée ? Mais cette hypothèse ne peut rendre compte du phénomène. En effet, la même chose devrait arriver après les amputations et dans tous les cas où de gros vaisseaux sont liés.

Dans le priapisme, le sang ne se coagule pas, à moins que la gangrène ne soit imminente.

Lorsque le sang est séparé du sang, c'est-à-dire quand il est divisé par petites portions, ou lorsqu'il est isolé du corps vivant, cette circonstance devient une des causes immédiates de la coagulation. Voilà pourquoi le sang qui sort lentement des vaisseaux, ou qui tombe d'une certaine hauteur, ou qui glisse le long de la surface d'un vase plat, se coagule plus promptement que celui qui est recueilli dans des conditions opposées. C'est aussi d'après ce principe que le sang se coagule plus promptement quand il est agité dans une fiole, même dans le vide. Enfin, c'est par la même cause qu'une masse épaisse de sang est plus longue à se coaguler qu'une couche mince de ce liquide.

Des considérations qui précèdent, il résulte évidemment que ni le froid, ni l'air, ni le temps, pris isolément, n'exerce d'influence sur la force de coagulation du sang; ce phénomène doit donc dépendre de quelque autre principe; et, comme on voit que le sang conserve sa fluidité tant qu'il est en circulation, qu'il la garde même longtemps, bien qu'en repos, dans les vaisseaux vivants, et qu'il se coagule quand les vaisseaux ou le corps meurent, on pourrait supposer naturellement que c'est la vitalité du corps ou des vaisseaux qui l'entretient à l'état de liquide. Cependant, on sait que la vitalité du corps et des vaisseaux n'empêche pas le sang de se coaguler dans certaines circonstances, et qu'il arrive même souvent qu'elle est une cause excitatrice de la coagulation. La mort, soit du corps entier, soit des vaisseaux, n'est pas non plus toujours une cause de coagulation, car on observe que chez plusieurs sujets qui meurent subitement par l'effet d'une forte impression morale, le sang ne se coagule point. Il y a donc, pour donner lieu à la coagulation du sang, quelque chose de plus que la simple condition d'être entouré de parties mortes, et ce quelque chose, il faut le chercher dans le sang lui-même.

D'après ces considérations, il est évident que l'état fluide du sang est lié aux vaisseaux vivants, qui en sont le siège naturel, et au mouvement; et que, lorsque la vie est dans toute sa force, les vaisseaux ont la faculté de maintenir le sang dans un état fluide. Je crois en outre qu'il faut très peu de mouvement pour entretenir cette fluidité quand l'autre condition existe. Une complète stagnation du sang pendant la vie, comme on l'observe dans les cas de léthargie et dans ceux où la circulation est suspendue pendant plusieurs heures, comme dans l'asphyxie par submersion, n'en détermine pas la coagulation; tandis que dans les parties où il ne s'accomplit aucune action, si le sang stagne, même beaucoup moins longtemps que dans une léthargie, par exemple dans les cas de gangrène, on le trouve coagulé; mais alors cette coagulation se fait dans un but d'utilité et naît de la nécessité, qui paraît agir comme un stimulus et disposer le sang à se coaguler.

Les faits suivants prouvent que le sang ne se coagule point dans les vaisseaux vivants, quand ceux-ci sont dans un état parfait et naturel, et dans les conditions convenables pour agir, pour peu que les forces vitales soient ranimées: le sang d'un poisson, chez qui les actions de la vie étaient restées suspendues pendant trois jours, et que l'on supposait mort, n'était point coagulé dans ses vaisseaux, mais il se coagula promptement, lorsqu'on le fit sortir de ses vaisseaux ou qu'on « l'exposa ».

Le sang d'une lamproie, qui était morte en apparence depuis quelques jours, fut trouvé fluide dans ses vaisseaux, parce que l'animal n'était pas réellement mort. Cependant, il n'y avait eu là aucun mouvement dans le sang, puisque le cœur avait cessé d'agir; mais ce sang ayant été « exposé » et extravasé dans l'eau, se coagula promptement.

Cependant, on a observé que pendant la vie, sous l'influence de certaines circonstances, le sang se coagule en partie; cela a lieu dans l'état de torpeur. Un auteur, dont je ne me rappelle pas le nom, affirme que le sang des chauves-souris est coagulé pendant qu'elles sont dans cet état. M. Cornish, chirurgien à Totnes, en Devonshire, m'a envoyé, sur ma demande, quelques chauves-souris dans l'état de torpeur, mais elles sont toutes mortes dans la voiture. Toutefois il en examina lui-même, et il constata que le sang était coagulé en partie, mais qu'il recouvrait promptement sa fluidité sous l'influence du mouvement et de la chaleur.

De ces considérations, je me crois en droit de conclure que le repos, considéré en lui-même, ne favorise point la coagulation du sang, mais que cet effet provient de ce que le sang est séparé des vaisseaux vivants, en même temps qu'il est privé de mouvement, et qu'il a lieu plus ou moins promptement, selon d'autres circonstances. On pourrait supposer que ce sont là plutôt des causes négatives que des causes positives; mais il est à remarquer que, dans le corps vivant, la cessation d'une action naturelle, l'absence d'une impression habituelle, deviennent une cause d'action: on pourrait en citer une foule d'exemples.

Je viens d'examiner les circonstances au milieu desquelles le sang se coagule, et j'ai démontré que la coagulation du sang ne peut être produite par aucune de ces circonstances, prise isolément, ni par toutes ces circonstances combinées. Je pense que le sang se coagule en vertu d'une impression; c'est-à-dire, que, sa fluidité étant inopportune ou n'étant plus nécessaire dans les circonstances indiquées, il se coagule pour répondre aux usages indispensables de la solidité. Cette propriété du sang paraît être soumise à des influences à peu près sem-

blables à celles qui s'exercent sur l'action musculaire, bien qu'elle ne soit probablement pas entièrement de même nature que cette dernière ; car
j'ai des raisons pour croire que le sang possède en
lui-même la force en vertu de laquelle il agit con-
formément au stimulus de la nécessité, nécessité qui
dérive de la position où il se trouve.

Je vais maintenant étudier le simple phénomène
de la coagulation, abstraction faite de ses causes.

Je me représente la coagulation du sang comme
un acte de la vie ; et je suppose qu'elle procède exactement d'après le même principe que la réunion
par première intention. C'est la réunion d'une
particule avec une autre particule par l'attraction
de cohésion qui, dans le sang, forme un solide ; et
c'est ce coagulum qui, s'unissant aux parties environnantes, constitue la réunion par première intention ; car la réunion par première intention n'est
pas autre chose qu'une attraction réciproque de cohésion, qui s'établit entre les parties vivantes qui
ont été divisées, soit naturellement, soit par l'art,
et le coagulum interposé, de telle sorte qu'il s'é-
tablit immédiatement entre elles et lui des rapports mutuels, et que leurs intérêts, si l'on peut
ainsi dire, deviennent les mêmes.

Toutefois, pour que la coagulation du sang s'o-
père, il faut quelque chose de plus que le contraire
des conditions qui viennent d'être citées comme capables d'entretenir le sang liquide. En effet, il est
des cas où le sang perd subitement la faculté de

se coaguler, soit au dedans, soit au dehors de ses vaisseaux, alors même que rien n'a été ajouté ni retranché, de telle sorte que cette particularité doit dépendre, par conséquent, de quelque autre cause. Je pense qu'il faut chercher cette cause dans quelque propriété inhérente au sang lui-même. En outre, certaines opérations naturelles détruisent le principe de la coagulation dans le sang au moment de son extravasation.

Il est plusieurs genres de mort à la suite desquels le sang est privé de sa faculté de coagulation; c'est ce qui arrive dans la mort subite déterminée par la colère, par l'électricité ou la foudre, ou par un coup sur l'estomac, etc. Dans ces cas, après la mort, non-seulement l'on trouve le sang aussi liquide que dans les vaisseaux vivants, mais même le sang ne se coagule pas, quand il en est retiré. Aucune action vitale ne s'effectuant dans les cadavres de ces sujets, les muscles ne se contractent point. Il est aussi des influences partielles qui détruisent la coagulabilité du sang; c'est ce qui a lieu quand un coup porté sur une partie y produit une extravasation considérable; il en résulte une ecchymose dans laquelle on observe souvent que le sang n'offre pas la plus légère trace de coagulation. Dans l'état de santé, le sang des règles ne se coagule point; il se coagule au contraire quand l'écoulement sanguin est irrégulier ou lié à un état morbide. L'écoulement normal des règles indique donc une action particulière de la constitution, et il est très probable que c'est dans cette action que consiste son effet salutaire; car, lors même que l'évacuation sanguine est le double de la quantité ordinaire, si le sang est doué de la faculté de se coaguler, bien qu'il coule des mêmes vaisseaux, le même bienfait n'est pas produit, et cela, beaucoup moins encore si le sang est retiré par l'art d'une autre partie.

Plusieurs substances, quand elles sont mêlées avec le sang, en empêchent la coagulation. La bile agit de cette manière sur le sang hors du corps; mais on ne peut admettre que, dans le corps vivant, elle puisse se mêler au sang en quantité suffisante pour produire ce phénomène. En effet, dans la jaunisse la plus grave, le sang est encore susceptible de se coaguler énergiquement.

On sait généralement qu'il est probable que tout liquide inanimé, susceptible de devenir solide, produit de la chaleur pendant sa solidification, et du froid pendant qu'il subit le changement inverse. C'est sur ce principe que le docteur Black a établi sa théorie ingénieuse de la chaleur latente. Ainsi, il se produit de la chaleur pendant la congélation de l'eau.

Pour déterminer jusqu'à quel point la coagulation du sang ressemble, sous ce rapport, à la solidification des autres substances, je coagulai d'abord le blanc d'un œuf, au moyen de l'alcool rectifié. La température du blanc d'œuf et celle de l'alcool étaient égales avant leur réunion; mais, au moment où ils furent mêlés ensemble, le blanc d'œuf se coagula immédiatement, et la température du mélange s'éleva de 4 et même de 5 degrés, suivant que la coagulation s'effectua lentement ou rapidement.

Le sang des animaux sur lesquels nous faisons le plus ordinairement nos expériences étant chaud, il est très difficile de s'assurer s'il produit de la chaleur dans sa coagulation. Ayant placé la boule d'un thermomètre dans un jet de sang qui coulait du bras, je remarquai que le mercure s'éleva à 92° Fahr. Je pris alors un bol plein de sang humain que je laissai coaguler, et je le plongeai dans de l'eau chauffée à 92°, jusqu'à ce que toute la masse eût acquis cette température. Ensuite je tirai d'une autre personne la même quantité de sang dans un vase semblable, que je plongeai dans de l'eau à la même température. Un thermomètre fut placé dans chacun des deux bols, et je m'occupai de constater lequel des deux sangs se refroidirait le plus vite, car je ne supposais pas qu'il pût se produire assez de chaleur dans celui qui avait été recueilli le dernier pour que sa température en fût élevée, et je pensais que, s'il se dégageait une quantité quelconque de chaleur, elle se manifesterait en retardant le refroidissement du sang nouvellement tiré. Mais ce dernier se refroidit en quelque sorte plus vite que l'autre, ce que j'attribuai à ce que le sang coagulé abandonna sa chaleur plus lentement que le sang liquide. J'ai répété cette expérience plusieurs fois, et j'ai toujours obtenu un résultat à peu près semblable. Je pensai alors que l'expérience serait plus concluante si je pouvais me procurer du sang qui, à l'état liquide, fût naturellement à la même température que l'air ambiant. Dans ce but, je pris du sang de tortue.

Une tortue bien portante fut tenue toute la nuit dans une chambre, dont le plancher était à 64° Fahr., et dont l'atmosphère était à 65°. Le matin, la température était à peu de chose près la même. Le thermomètre, introduit dans l'anus de la tortue, indiqua une température de 64°. L'animal ayant été suspendu par les membres postérieurs, la tête fut coupée d'un seul coup et le sang fut recueilli dans un bassin. Le sang, tandis qu'il coulait, était à 65°, et quand il fut réuni en une certaine quantité, il était à 66°. Mais il descendit à 65° pendant sa coagulation, qui se fit très lentement, et conserva cette température après sa coagulation. Cette expérience avait été faite plusieurs fois, mais non avec la même précision que lorsqu'on eut soin de faire concorder exactement toutes les températures. Cependant, comme toutes les températures avaient été prises en note, si la coagulation avait produit de la chaleur, on en aurait constaté la quantité exacte dans chaque expérience; et, en réalité, dans quelques expériences, le sang parut se refroidir, mais dans aucune sa température ne s'éleva. De ces expériences, je crois pouvoir conclure que, dans la coagulation du sang, il ne se produit point de chaleur.

Le sang coagulé est une substance animale non organisée. Quand le sang est étendu en une couche mince, avant sa coagulation, et qu'il se coagule sous cette forme, ou bien lorsqu'il coule sur une surface d'une certaine étendue, ce qui n'a jamais lieu sans qu'il se coagule immédiatement, on peut dire qu'il constitue alors une membrane non organisée, comme il y en a plusieurs dans l'économie; il est aussi plusieurs membranes, que nous savons être des parties constituantes du corps, et dans lesquelles l'organisation est si simple en apparence, qu'il est fort difficile d'en distinguer, au simple aspect, ces coagulum sanguins, surtout ceux qui sont très minces.

La lymphe coagulante appartenant probablement à tous les animaux, tandis que les particules rouges n'existent pas chez tous, nous devons admettre, par cela seul, qu'elle est la partie la plus essentielle du sang; et cette opinion paraît encore plus fondée, lorsqu'on observe que, dans certaines circonstances, elle subit des changements spontanés qui sont nécessaires à l'accroissement, à l'entretien et à la conservation de l'animal, tandis qu'aucun usage semblable ne peut être assigné aux autres parties.

Indépendamment de sa tendance à se coaguler sous l'influence de certaines circonstances, le sang possède aussi une disposition à la séparation de ses globules rouges, et probablement à la séparation de toutes ses parties; car je me crois fondé à dire que la disposition à se coaguler et la disposition à la séparation de la partie rouge, ne sont point la même chose, et qu'elles proviennent de deux principes différents. Et en effet, la disposition à la coagulation tend à s'opposer à la séparation des particules rouges.

Ainsi, on observe que le repos ou un mouvement très lent du sang dans les vaisseaux, fait naître cette disposition à la séparation de la partie rouge, aussi bien que l'extravasation du sang, car le sang acquiert cette disposition à un plus haut degré dans les veines que dans les artères, surtout si dans les veines son mouvement est retardé; aussi, plus il est rapproché du cœur, dans les cavités veineuses, plus cette tendance est grande, bien que cette circonstance ne semble point retarder la coagulation. C'est un fait qu'on peut toujours observer dans l'opération de la saignée. Si, après avoir lié le bras, on ne saigne pas immédiatement, le premier sang qui s'écoule, c'est-à-dire, celui qui a séjourné pendant quelque temps dans la cavité du vaisseau, est celui qui se sépare le plus promptement en ses trois principes constituants. Il résulte de là qu'il existe à la partie supérieure du coagulum une plus grande quantité de lymphe coagulante isolée, ce que les observateurs peu éclairés prennent pour un signe d'inflammation plus vive, tandis que, dans le sang qui est tiré ensuite, les particules rouges restent suspendues dans la lymphe, et l'on suppose que la petite quantité de sang qui est sortie la pre-

mière a eu l'heureux effet de modifier favorable-
ment toute la masse du sang. Le repos peut donc
être considéré comme une des causes immédiates
de la séparation des parties constituantes du sang.

§ III. *De la sérosité.*

Le sérum est la seconde partie qui entre dans la
composition du sang, ou, en d'autres termes, est
une des substances dans lesquelles le sang se sépare
spontanément. Ainsi isolé, il se présente sous la forme d'un simple liquide, et c'est sous ce point de
vue que je le considérerai d'abord, bien qu'il soit
composé, ainsi qu'on verra ci-après, de deux substances qui se séparent dans plusieurs de nos expériences. Je crois que le sérum est commun au sang
de tous les animaux; mais je crois qu'il y en a
davantage dans les animaux à sang rouge: peut-être
se trouve-t-il dans une certaine proportion avec la
quantité des particules rouges, et a-t-il pour usage
de délayer le sang.

Le sérum est plus léger que les autres parties du
sang; c'est pourquoi il surnage quand il en est séparé. Il s'isole ordinairement de la lymphe coagulante quand elle se coagule; aussi se présente-t-il
presque toujours quand le sang est tiré de ses vaisseaux et rassemblé en masse considérable. Quand
la lymphe se coagule avec énergie, la quantité du

sérum est ordinairement plus considérable, parce qu'il est exprimé en quelque sorte avec plus de force que lorsque la coagulation est plus molle. Cependant, il n'est pas nécessaire que la lymphe se coagule pour que le sérum s'en sépare, car on voit que cette séparation s'opère dans certains états morbides, par exemple, dans l'hydropisie. Le sérum se sépare aussi de la masse du sang pendant la gestation, car il constitue le liquide dans lequel le fœtus est plongé.

Je l'ai vu se séparer du reste de la masse avant la coagulation de la lymphe. Ainsi, j'ai observé dans le sang d'une dame une séparation qui se fit presque immédiatement entre les deux liquides : la portion séreuse vint se placer à la partie la plus élevée, tandis que la lymphe était encore liquide. D'après cette apparence, j'avais affirmé qu'il y aurait une couenne très considérable, parce que je supposais que le liquide transparent, qui était à la partie supérieure, était de la lymphe coagulante ; mais je fus déçu dans mon attente, car lorsque la lymphe fut coagulée, il ne se trouva aucune couenne, et le liquide transparent qui surnageait se trouva être le sérum.

Il ne put y avoir ici aucune cause d'erreur, car le sang n'était nullement couenneux ; s'il y avait eu une couenne à la partie supérieure du caillot, on aurait pu supposer que le liquide qui s'était montré si promptement après la saignée était la lymphe coagulante, et que le sérum avait été sé-

3.

paré dans l'acte de la coagulation, comme à l'ordinaire.

Le sérum est ordinairement d'une couleur jaunâtre; cette coloration est plus prononcée dans certains cas que dans d'autres, et je pense qu'elle dépend des substances qui sont dissoutes dans le sérum au moyen de l'eau qu'il contient; car probablement il tient en suspension tous les sels solubles dans l'eau, dont plusieurs y sont dissous. Si le sérum n'est pas coagulable en lui-même, bien qu'il contienne une grande quantité d'une matière qui jouit de la faculté de coagulation, cependant je pense que lorsqu'il est en circulation, sa fluidité est plus grande. Comme il se sépare d'une masse composée, il ressemble jusqu'à un certain point sous ce rapport, mais non complètement, au petit-lait. Il ne subit aucun autre changement spontané que celui qui résulte de sa séparation d'avec la lymphe coagulante, si ce n'est la putréfaction. Bien qu'il ne soit point coagulable spontanément, une de ses propriétés, quand il est hors du corps, c'est de se coaguler par l'application de certaines substances. Tel est le principal changement qu'il subit: pendant ce phénomène, il se sépare plus ou moins en deux parties, dont l'une n'est point coagulable par les mêmes moyens.

La partie coagulable, dont je vais m'occuper maintenant, semble être jusqu'à un certain point la même que celle qui est dans le blanc de l'œuf, dans la synovie, etc., et dans plusieurs autres sé-

crétions, sans cependant être parfaitement identi-
que. En effet, je pense que ces sécrétions contiennent
une certaine quantité de lymphe coagulante, ce
qui fait qu'elles se coagulent en partie après qu'elles ont été produites, et lorsqu'elles se coagulent
ensuite par leur mélange avec d'autres substances,
cette coagulation est due à la partie du sérum dont
il est question. Bien que le sérum ait la propriété
de se coaguler dans certaines circonstances, et par
l'effet de certains mélanges, on peut, par des mélanges d'une autre espèce, l'empêcher de se coaguler. La chaleur, portée à un certain degré, fait coaguler la partie coagulable du sérum; et il est probable que cette épreuve suffit pour constater si un
liquide que l'on a recueilli dans une partie quelconque du corps, et qui ne se coagule pas spontanément, est cette partie du sérum. Mais, comme
il est plusieurs substances qui en déterminent aussi
la coagulation, je vais en mentionner quelques-
unes, bien que leurs effets ne me paraissent jeter
aucune lumière sur ce sujet.

La chaleur coagule le sérum à 160° ou 165° Fahr.;
à 50°, il se tient parfaitement liquide pendant quelque temps. Le sérum renferme une grande quantité
d'air qui se dégage par la chaleur, mais qui ne se
dégage point quand le sérum se coagule par d'autres moyens. Un sérum qui était un peu blanchâ-
tre se coagula au degré de chaleur nécessaire pour
le dégagement de l'air qu'il renfermait, et qui fut
séparé en très grande quantité. Le coagulum de-

vient d'abord comme de la synovie, puis plus épais. Plusieurs substances qui ne font pas coaguler cette partie du sérum n'empêchent pas cependant sa coagulation par la chaleur: tels sont le vinaigre, l'acide du citron, le sel d'absinthe, le nitre, le sel marin.

Le sérum uni à l'alcool, à parties à peu près égales, se coagule en formant une espèce de liquide caillebotté; si, dans cet état, on le chauffe, il se transforme en une sorte de gelée, mais l'alcool semble s'évaporer. Avec l'esprit d'ammoniaque « volatile spirits », il se coagule en un liquide laiteux, qui se prend en gelée par la chaleur; il faut que la proportion d'esprit soit plus grande que celle du sérum; l'esprit semble s'évaporer en grande partie. Mêlé avec du sel de corne de cerf, il ne se coagule point par la chaleur, mais il fait effervescence jusqu'à ce que tout le mélange se trouve transformé en écume. Il redevient ensuite liquide, parce que l'écume se dissipe; mais, à la fin, il forme une espèce de coagulum qui n'est pas dur. Après avoir été mêlé avec de l'eau et laissé au repos pendant douze heures, il se coagule par la chaleur comme le sérum pur. Si l'on y ajoute du sel de corne de cerf, comme il a été indiqué ci-dessus, il devient un peu plus fluide, et reste dans cet état très longtemps, en faisant une vive effervescence; mais, à la longue, il se transforme en une gelée ou pâte, qui toutefois n'est point solide. Je soupçonne qu'ici le sel et l'eau sont évaporés dans la formation de cette pâte, de sorte que ce n'est point une véritable coagulation. Quand il est mêlé avec de l'eau commune, il se coagule par la chaleur; mais l'eau se sépare avec la partie non coagulable du sérum, et ne s'unit point au coagulum.

J'ai dit que dans la coagulation du sérum par la chaleur, il se sépare un liquide qui n'est point coagulable par l'influence du calorique; j'ai des raisons de croire qu'il ne se coagule point non plus par aucun des autres agents, comme l'alcool, etc.; et il n'est pas aussi facile de constater cette dernière circonstance, car les substances qui provoquent la coagulation, comme l'alcool, etc., étant employées sous forme liquide, il peut rester après la coagulation du sérum un liquide que l'on pourrait considérer comme le liquide en question; mais d'autres expériences prouvent que ces agents coagulent la partie coagulable et s'unissent avec l'autre. On sait aussi que, lorsqu'on divise la viande rôtie ou bouillie, il s'en écoule un liquide plus ou moins coloré par la partie rouge du sang, et que l'on nomme communément le jus. Je pensais bien que ce liquide diffère de la partie coagulable du sérum, car la chaleur à laquelle la viande est soumise suffit pour coaguler cette dernière; mais je voulus pousser mes recherches plus loin, et en conséquence je le soumis à une chaleur capable de le coaguler, s'il eût été coagulable par la chaleur; mais il ne se coagula point. L'idée me vint que ce liquide n'est pas autre chose que celui qui se sépare de la partie coagulable du sérum. J'admis donc dans le sérum une matière qui est coagulable par la chaleur, et un liquide qui ne l'est point.

Poursuivant ces recherches sur la viande cuite, je remarquai que la viande contenait une quantité d'autant plus grande de ce liquide, que l'animal était plus âgé. Dans la chair de l'agneau, il y en a à peine; dans celle du mouton d'un an, il y en a peu; mais dans le mouton de trois, quatre, cinq ou six ans, on en trouve beaucoup. De même, le veau en présente très peu, tandis qu'il y en a une grande quantité dans le bœuf. Du reste, il est possible que l'âge du bœuf que nous mangeons nous soit moins connu, en général, que celui du mouton.

On tue ordinairement la volaille jeune dans ce pays, de sorte que nous ne pouvons faire aucune expérience comparative. Mais on peut faire les mêmes remarques que ci-dessus sur les oiseaux sauvages et qu'on désigne communément sous le nom de gibier. J'ai observé aussi que ce liquide est moins abondant chez les animaux qui n'ont point pris d'exercice, tels que l'agneau, le veau, etc., que chez ceux de la même espèce qui ont vécu en liberté. Rien n'est plus sec que le veau anglais, bien qu'il soit tué plus tard que partout ailleurs; tandis qu'il est plein de jus dans les autres pays, bien qu'il soit tué beaucoup plus jeune.

Dans plusieurs des expériences que j'ai faites sur la coagulation du sérum, j'ai remarqué qu'il contenait dans certains cas beaucoup plus de coagulum, et par conséquent une moins grande quantité de la portion liquide qui s'en sépare, que dans d'autres, et « vice versâ ». D'après les observations que j'ai consignées ci-dessus, je pensai qu'une quantité moins abondante de cette portion liquide annonçait une plus grande proportion de matière coagulable dans le sérum; et, pour m'en assurer, je pris du sérum de personnes de différents âges. Ce liquide, de même que le sérum lui-même quand il est uni avec la lymphe coagulante, ne paraît être que mêlé avec le sérum, car il se sépare pendant la vie pour remplir plusieurs usages dans l'économie animale. Ce n'est donc pas du sérum sous une autre forme, mais bien un liquide distinct, qui avant la coagulation est mêlé avec le sérum, et qui parait être une de ses parties constituantes.

Les expériences suivantes ne sont peut-être pas parfaitement concluantes, car on fut obligé d'en faire plusieurs avec du sang recueilli sur des sujets qui n'étaient pas en parfaite santé; certaines dispositions particulières de l'économie peuvent apporter une différence notable dans les conditions du sérum. Toutefois, il est probable que les maladies n'ont pas beaucoup d'influence sur le sérum, car l'expérimentation m'a fait voir que le sérum du sang d'une personne atteinte d'une maladie inflammatoire, et le même liquide fourni par un sujet n'offrant aucune apparence d'inflammation, étaient presque entièrement semblables sous le rapport de la coagulation et de la quantité de matière non coagulable par la chaleur.

Le sérum d'un homme âgé de 56 ans, à qui il était arrivé un léger accident, et qui était doué d'une constitution saine, se coagula presque en totalité par la chaleur en un coagulum assez ferme, et ne fournit qu'une petite quantité du liquide non coagulable par ce moyen.

Le sérum du sang d'un homme de 72 ans et de constitution saine se coagula à peine par la chaleur, devint seulement un peu plus épais, et forma un petit coagulum qui adhérait au fond du vase. Traité par l'alcool, il ne fournit qu'une très petite quantité de matière coagulable.

Le sang de l'homme de 56 ans, ayant été mêlé avec trois quarts d'eau, et chauffé comme ci-dessus, se comporta, dans sa coagulation, presque entièrement de la même manière que le sérum de l'homme de 72 ans.

Le sérum d'un jeune garçon de 15 ans se coagula en totalité; à peine fut-il exprimé du coagulum une quantité appréciable de liquide.

En même temps, je fis coaguler le sérum d'un homme de 63 ans, et ce sérum ne contenait qu'une petite quantité de liquide non coagulable.

Considérant le petit-lait, que l'on obtient par l'action de la présure sur le lait, comme le sérum du sang, je fis sur ce liquide des expériences semblables aux précédentes. Ayant chauffé une certaine quantité de petit-lait, je trouvai qu'il produisait une matière coagulable qui nageait sous forme de flocons dans un liquide non coagulable par la chaleur.

Cette partie moins coagulable du sérum est une substance qui jusqu'à présent n'a point attiré l'attention ; et pourtant elle présente peut-être autant d'intérêt qu'aucune autre des parties constituantes du sang ; aussi est il nécessaire que j'insiste plus sur sa description que sur celle des autres.

L'urine ne se coagule point par la chaleur ; mais, comme elle est coagulée par l'extrait de Goulard, et que cet extrait coagule également la masse totale du sérum, je pensai que le liquide en question était peut-être semblable à l'urine, et que, dans ce dernier cas, la coagulation du sérum pouvait bien être due à la coagulation de ce liquide. En conséquence, je traitai ce dernier par l'extrait de Goulard, et j'observai que cet extrait le coagulait, ce qui donna naissance à une série d'expérimentations.

Plusieurs liquides, en apparence différents les uns des autres, étant sécrétés du sang dans un grand nombre de circonstances, je voulus savoir pour quelle part le sérum ordinaire entre dans leur composition, c'est-à-dire si la matière coagulable par la chaleur et le liquide coagulable par l'extrait de Goulard y entrent à peu près dans la même proportion, ou s'ils se composent principalement de ce dernier. En conséquence, je recucillis les diverses espèces de ces liquides, prenant non-seulement ceux que l'on peut appeler naturels, mais encore ceux qui sont le produit de la maladie, et qui, par leur aspect, se rapprochent plus du sérum que les autres.

Parmi les liquides naturels, je pris l'humeur aqueuse de l'œil, et je la chauffai d'abord dans une cuiller, afin de voir combien elle renfermait de matière coagulable par la chaleur. Elle devint légèrement trouble, ce qui prouve qu'elle contient une petite quantité de cette matière; mais, par son mélange avec l'extrait de Goulard, elle se coagula immédiatement. Le liquide des ventricules du cerveau et celui des larmes se comportèrent exactement de la même manière.

Je pris de l'eau provenant de la jambe d'un jeune garçon qui était hydropique, et considérablement affaibli par une fracture compliquée de la cuisse du côté opposé. Cette eau était beaucoup plus claire que le sérum ne l'est habituellement. Chauffée dans une cuiller à la flamme d'une bougie, elle se troubla un peu et il s'y forma quelques flocons de coagulum. De l'eau retirée de l'abdomen d'une femme, et qui avait un aspect un peu trouble, se coagula avant que le gaz qu'elle renfermait se fût dégagé; mais le coagulum ne formait pas la moitié de la masse totale. L'eau fournie par un autre malade atteint d'ascite se coagula entièrement; mais le coagulum était un peu ferme. L'eau retirée de l'abdomen d'un homme, et qui était très claire, exposée à la flamme d'une lampe, devint trouble. L'eau de l'amnios ne renferme que très peu de matière coagulable. Après avoir fait coaguler par la chaleur toutes ces espèces de sérum, je recueillis la portion non coagulable de chacune, et je la soumis à l'ac-

tion de l'extrait de Goulard; elle se coagula immédiatement.

Je ne sais si ce liquide a la même pesanteur spécifique que celui qui se coagule par la chaleur; car,
bien qu'il se montre le plus lourd, lorsqu'il est coagulé par l'extrait de Goulard, il est possible que
son union avec le plomb ajoute à sa pesanteur naturelle.

Le sérum a probablement pour usage de tenir
les globules rouges en suspension et non dissous,
car on le trouve en quantité d'autant plus grande
que ces globules sont plus abondants. Il est destiné aussi à tenir en suspension et à dissoudre toutes les substances étrangères qui pénètrent dans le
sang, soit dans un but d'utilité pour l'économie, soit
par toute autre cause, et sur lesquelles il agit comme dissolvant commun. Ainsi, on voit que chez les
sujets atteints de jaunisse, le sérum est plus jaune
qu'à l'ordinaire; il en est de même chez les personnes qui font usage de la rhubarbe. Il est probablement le dissolvant de toutes nos sécrétions.

Je pense qu'il est nécessaire de dire combien il
entre d'eau dans la composition du sang. Pour constituer un corps ou un composé parfait, il est indispensable que toutes les parties de ce composé présentent une proportion convenable; et, comme le
sang, chez un grand nombre d'animaux, se compose
de quatre parties distinctes, savoir: la lymphe coagulante, le sérum, qui se compose de deux parties,
et les globules rouges, chacune de ces parties, quand

elle est à l'état de perfection, doit avoir sa quantité normale d'eau. Il est probable que la lymphe et la partie rouge ne peuvent être unies qu'à une quantité limitée d'eau, mais que le sérum peut être dissous dans une quantité quelconque de ce liquide. Toutefois, en tant que sérum, il ne comporte qu'une certaine proportion d'eau, ce qui a été prouvé jusqu'à un certain point par l'expérience dans laquelle, après avoir ajouté de l'eau au sérum, on soumit le mélange à la coagulation par la chaleur: l'eau se sépara et ne fit point partie du coagulum.

Parmi les liquides des animaux, il en est quelques-uns, tels que ceux qui lubrifient les surfaces, qui, soit dans la circulation, soit en dehors de la circulation, sont à l'état de vapeur tant que l'animal est vivant. En effet, si l'on enlève l'épiderme, la surface mise à découvert ne tarde point à se dessécher; si l'on enlève la peau sur un animal récemment tué, la surface dénudée se dessèche immédiatement; enfin, si l'on ouvre une cavité naturelle sur un animal vivant, la surface de cette cavité se dessèche avec rapidité. Ces résultats prouvent qu'une partie des liquides de l'animal s'évapore sur la surface qui est mise à découvert. Mais si, après avoir tué l'animal, on le laisse se refroidir avant de lui enlever la peau ou d'ouvrir une de ses cavités, et qu'on communique le même degré de chaleur que lorsqu'il était vivant, on n'observe aucune évaporation immédiate sensible quand on enlève la peau, et les parties mises à découvert res-

tent humides. Cette volatilité me paraît donc liée
à la vie et non à la circulation; car, dans les deux
cas, la circulation a cessé avant l'expérience. Je ne
sais si c'est cette partie volatile qui produit l'odeur
que répandent les animaux récemment tués, quand
on les dépouille ou quand on ouvre leur corps; mais
il est à remarquer que la manifestation de cette
odeur suit les mêmes lois que l'évaporation en question, car si on laisse l'animal se refroidir, il ne
la répand plus, lors même que sa température est élevée au même degré que pendant qu'il étant vivant.

Quelquefois le sérum du sang est laiteux, et alors,
par le repos, il arrive souvent qu'il se forme à sa
surface une écume blanche semblable à de la crème. Ce fait a été très probablement observé d'a-
bord dans le sang humain, mais il ne lui appartient
point exclusivement. Quoique cette circonstance
soit assez fréquente, il ne s'en présente cependant
que peu d'exemples à l'observation de chaque chirurgien dans le cours habituel de ses saignées. Lorsque ce phénomène s'est offert à moi, je me suis
informé de l'état de santé du sujet; j'ai étudié la
nature de cette modification, et j'ai recherché si
elle ne présentait point quelques variétés. Autant
que je puis en juger par mes observations, il n'est
guère possible de lui assigner une cause. L'ayant
observé plus fréquemment chez des femmes enccin-
tes, je pensai d'abord qu'il pouvait avoir quelque
connexion avec l'état de grossesse; mais je l'ai ren-
contré chez d'autres femmes et quelquefois chez

des hommes. Cependant il est possible que la grossesse dispose la constitution à cette espèce de modification du sang, de même qu'elle la dispose à produire dans ce liquide d'autres caractères, par exemple, ceux de l'inflammation; car on voit souvent le même effet ou la même maladie provenir de causes diverses qui n'ont aucune connexion immédiate entre elles.

On a émis plusieurs opinions sur la nature et sur la cause de cet aspect du sérum. On a supposé qu'il était produit par la présence du chyle non encore assimilé; mais il ne se présente pas assez souvent pour qu'on puisse l'attribuer à cette cause. Hewson a pensé qu'il dépendait de la présence de la graisse ou d'un liquide huileux absorbé; mais cette hypothèse n'est pas admissible, car l'aspect n'est pas le même dans tous les cas.

Les globules qui produisent cet aspect laiteux n'ont pas la même pesanteur spécifique dans tous les cas; car si, comme je le crois, ils surnagent toujours dans le sérum et souvent dans l'eau elle-même, ils tombent quelquefois au fond de l'eau. La crème blanche, qui nage à la partie supérieure du sérum, est probablement formée après que le sérum s'est séparé de la masse totale du sang, car si, avant cette séparation, elle existait telle qu'elle est, elle se trouverait retenue dans le coagulum comme les globules rouges, ce qui n'a point lieu; par conséquent, elle n'existe point dans le sang lorsqu'il est en circulation.

Je saignai une petite femme qui paraissait à moitié idiote et qui était enceinte; cette opération fut faite dans l'après-midi, environ trois ou quatre heures après un repas qui se composait de côtelettes de veau. Le lendemain, ayant examiné le sang, je trouvai le sérum d'un blanc de lait et recouvert d'une pellicule blanche qui nageait à sa surface comme de la crème.

Je saignai au bras, environ à deux heures après-midi, une dame qui était enceinte de six mois. Elle n'avait mangé qu'une rôtie et bu une tasse de chocolat à son déjeuner, vers dix heures du matin, c'est-à-dire quatre heures avant la saignée. Le lendemain, je trouvai le sang un peu plus enflammé qu'il ne l'est d'ordinaire chez les femmes enceintes, et je remarquai aussi une couche blanche et mince qui occupait la partie supérieure du sérum. Cette couche, examinée au microscope, me parut globuleuse. L'ayant délayée dans de l'eau, je ne vis point les globules se dissoudre comme font les globules rouges; j'en jetai quelques-uns dans de l'eau, et je remarquai qu'ils s'élevèrent à la surface, mais moins rapidement que dans le sérum. Environ six jours après, je saignai la même dame une seconde fois; elle avait déjeuné de la même manière, et il s'était écoulé le même espace de temps depuis son déjeuner; le sang était encore couenneux, mais le sérum ne présentait aucune couche blanche à sa surface.

J'ai examiné un sérum laiteux qui provenait du sang d'un malade de l'hôpital Saint-Georges. Cet homme avait reçu sur la tête un coup violent qui l'avait étourdi, mais qui n'avait produit aucun symptôme fâcheux. Je ne pus découvrir dans ce sérum, à l'aide du microscope, rien qui ressemblât à des globules ou à des flocons, quoique le microscope fût très puissant. Les globules rouges mêlés avec ce sérum s'y comportèrent comme dans le sérum ordinaire. Il se dessécha uniformément comme la couenne du sang.

On laissa reposer du sang tiré d'une des veines du bras et qui n'offrait d'autre caractère particulier que d'avoir un sérum laiteux, afin d'observer les changements spontanés qui s'opéreraient dans ce sérum. La partie blanche s'éleva à la surface, comme la crème, ce qui prouvait qu'elle était plus légère que le sérum, et, ainsi rassemblée, elle présenta une couleur très blanche. Examinée au microscope, elle était évidemment globuleuse; mais les globules étaient plus petits que ceux du sang rouge. Ces globules ne parurent point se dissoudre dans l'eau comme les globules rouges.

Thomas Skelton, aubergiste, âgé de 47 ans, d'un tempérament assez robuste, et sujet à des rhumes fréquents accompagnés de toux, d'enrouement, et d'une expectoration qui provenait soit des bronches, soit de la gorge, mais jouissant d'ailleurs d'une bonne santé, fut pris d'un rhume violent, avec gêne de la respiration, pour lequel il consulta M. Wilson, apothicaire; celui-ci lui fit au bras une saignée de douze onces, qui le soulagea beaucoup. Quatre heures avant d'être saigné, il avait mangé un peu de pain et de beurre, et bu un peu de thé sans lait. Le sang forma un caillot solide, et le sérum qui s'en sépara présenta une couleur blanche avec teinte jaunâtre, semblable à la couleur de la crème. A la partie supérieure de ce sérum, flottait, comme une autre crème, une couche qui était encore plus blanche. Cette crème, examinée au microscope, avait une apparence floconneuse; elle ne se coagula pas plus tôt que le sérum ordinaire. En la mêlant avec l'alcool, on produisit un composé blanc qui, par le repos, se précipita au fond du vase. Ce précipité était dû très probablement à la coagulation du sérum avec lequel elle était unie.

Les globules du sérum blanc diffèrent des globules rouges par la couleur, par la pesanteur spécifique, par le volume, et par la propriété qu'ils ont d'être insolubles dans l'eau.

Pour s'assurer si cette substance est du chyle, il faudrait traiter du chyle de la même manière dans du sérum, etc.

Je plongeai un morceau de papier brouillard dans cette crème, jusqu'à ce qu'il l'eût tout absorbée. Je plongeai également un morceau du même papier dans le sérum; je les fis sécher tous les deux, et je les brûlai, afin de voir si l'un brûlerait plus vivement que l'autre; mais je ne remarquai, sous ce rapport, aucune différence.

La partie blanche du sérum laiteux, mise dans l'eau, tombe au fond du vase.

§ IV. *Des globules rouges.*

Bien que la partie rouge du sang ait été, plus
que les deux autres, l'objet de l'attention des médecins, je me suis décidé à ne la décrire que la dernière, parce que je la considère comme la moins
importante. Non seulement elle n'existe point dans
le sang de tous les animaux, comme la lymphe coagulante et le sérum, mais encore on ne la trouve
point dans toutes les parties des animaux qui la
présentent dans la masse générale de leur sang.

Ainsi que je l'ai déjà fait remarquer, le sang des
animaux qui nous sont le plus familiers apparaît
à l'œil nu comme une masse liquide rouge, dont
une partie se coagule quand le sang est hors de
ses vaisseaux. Toutefois, on peut, par le lavage,
débarrasser le coagulum de la partie rouge assez
complètement pour le laisser entièrement blanc, ce
qui démontre que le sang n'est point entièrement
rouge, mais que seulement il possède une matière
rouge qui est mélangée avec ses autres parties constituantes.

Tous les autres renseignements que nous puissions nous procurer sur la partie rouge du sang,
nous sont transmis par le moyen des verres gros-
sissants, qui nous fournissent des données impor-
tantes. Avec leur secours, on voit que la partie rouge
du sang est composée de corps globuleux qui no-

gent dans la lymphe et dans le sérum. C'est probablement cette circonstance, savoir, que la partie rouge du sang a une forme déterminée, qui a
porté les anatomistes à lui accorder plus d'attention
qu'elle ne le mérite, comme s'ils eussent pu découvrir dans cette étude quelque principe essentiel du
sang ou de l'économie animale.

Cette connaissance est de date récente, car on n'a
pu se livrer à l'examen des corps très petits qu'a-
près l'invention et l'application des verres grossis-
sants. Malpighi fut probablement le premier qui
employa le microscope dans ce but; en 1668, il pu-
blia une description des caractères extérieurs des
globules renfermés dans les vaisseaux sanguins de
l'épiploon, qu'il prit toutefois, par erreur, pour des
globules de graisse. Les recherches microscopiques
furent poursuivies avec beaucoup d'ardeur par An-
toine Van Leewenhoeck, qui aperçut les globules
rouges le 15 août 1673. Ces premiers observateurs
ont probablement imaginé plus encore qu'ils n'ont
vu.

Lorsqu'une ancienne opinion est en partie con-
damnée et qu'une nouvelle est mise en avant, il
n'est nécessaire que de rechercher jusqu'à quel point
l'opinion nouvelle est exacte; si celle-ci n'est point
démontrée, il faut revenir à l'ancienne croyance, ou
s'attacher à quelque autre.

Hewson s'est donné beaucoup de peine pour examiner le sang au microscope, et il a donné des figu-
res qui représentent les différentes formes des glo-

bules sanguins (Phil. Trans., 1773, p. 303); mais il y a lieu de croire qu'il a pu être déçu de même que Malpighi et les autres.

Les globules rouges sont toujours à peu de chose près du même volume chez le même animal, et, lorsqu'ils nagent dans le sérum, ils ne se fondent point les uns dans les autres comme fait l'huile, qui est divisée en petits globules dans l'eau. Leur forme ne leur vient donc point de leur défaut d'union avec le sérum; ils ont en réalité une figure et un volume déterminés. C'est ce qui a lieu également pour les globules du lait. En effet, le lait étant un corps huileux, ses globules ne sont pas solubles dans l'eau; ce ne sont plus des gouttelettes d'huile pure susceptibles de se fondre les unes dans les autres; ils ne se dissolvent pas davantage dans l'huile. Je considère donc les globules du sang comme des corps réguliers, dont deux ne peuvent se réunir pour en former un seul.

Je ne sais comment me rendre compte de l'état globuleux de la partie rouge du sang, qui semble ainsi se rapprocher de la nature des corps solides. Cependant les particules elles-mêmes ne paraissent pas avoir les propriétés des solides: au toucher, elles ne communiquent nullement la sensation de solidité; quand elles sont en circulation dans les vaisseaux, on peut les voir prendre une forme elliptique pour s'adapter au diamètre de ceux-ci. Elles sont donc constituées par un liquide qui, tant qu'elles sont dans le sérum, est doué d'une attraction

qui s'exerce sur ses propres molécules et leur donne
leur forme globuleuse, sans qu'elles aient toutefois
la faculté de s'unir ensemble, ce qui peut dépendre de ce que la sphère de leur attraction centrale
ne s'étend pas au delà de leur propre circonférence.
Cependant, si elles présentent une forme ovale chez
quelques animaux, comme plusieurs auteurs l'ont
écrit, cette circonstance ne permet point de les
considérer comme des globules liquides doués d'une
attraction centrale; mais cette assertion est probablement le résultat d'une erreur d'optique. Quelle
que soit leur forme, je présume qu'elle est toujours
la même chez les mêmes animaux, et sans doute
aussi chez tous les animaux, car elle doit dépendre
d'un principe invariable inhérent au globule lui-
même. On doit donc avoir peu de confiance dans
les auteurs qui ont décrit les globules comme étant
de forme ovale chez quelques animaux, car ils ont
été jusqu'à leur attribuer des formes étranges et
diverses chez le même animal.

Les globules du sang jouissent de plusieurs propriétés. Ils sont la seule partie du sang qui ait une
forme et une couleur, deux propriétés qui sont facilement appréciables aux yeux, et qui rendent le
liquide entier plus visible. Dans le corps vivant,
en rendant le sang appréciable à la vue, ils donnent une idée de son mouvement dans les plus petits vaisseaux, où il est extrêmement divisé. Si là
on l'examine avec le microscope, on voit les globules rouges animés d'un mouvement variable pour la

rapidité dans les diverses parties, et prenant des directions rétrogrades ou latérales, suivant que leur mouvement est retardé ou changé par des obstructions mécaniques, ou par la contraction des vaisseaux.

Ils sont plus pesants que la lymphe coagulante, et, par conséquent, que le sérum. En effet, ils tombent au fond du vase dans lequel on recueille le sang qu'on tire de ses vaisseaux, ce qui permet de voir une couche plus ou moins épaisse de lymphe coagulante à la partie supérieure du caillot, et produit à sa surface diverses nuances qui varient suivant la manière dont les globules descendent. Quand ils s'abaissent beaucoup, la couche de lymphe présente une couleur jaunâtre; quand la couche de lymphe est mince à la partie supérieure du caillot, les globules rouges brillent au travers de cette couche, et produisent diverses nuances, telles que le bleu, le pourpre, etc., selon la manière dont les rayons qui en émanent sont réfléchis et réfractés, ce qui est en rapport avec l'épaisseur de la couche.

Toutefois, dans le sang à l'état normal, le coagulum est ordinairement formé avant que la partie rouge ait eu le temps de descendre; mais on observe toujours que la partie inférieure du caillot contient plus de globules rouges, et s'enfonce plus rapidement dans l'eau que sa partie supérieure. Les globules rouges ne conservent pas leur forme globuleuse dans tous les liquides; souvent ils se dissolvent et se répandent dans la masse totale, et

l'eau est probablement le liquide où cette dissolution se fait le plus rapidement. Les globules rouges
ne sont pas solubles dans le sérum du sang, mais
ce n'est pas le seul liquide dans lequel ils soient insolubles. L'urine ne les dissout point; mais on pourrait supposer que l'urine se compose en grande partie de sérum. L'eau elle-même cesse de les dissoudre quand elle est saturée avec certains sels neutres
ou avec certains acides. Les globules rouges ne sont
point solubles dans l'eau mêlée avec le sel commun,
le sel ammoniac, le sel d'Epsom, le nitre, le sel de
Glauber, le tartre soluble, le tartre Lymington; ils
ne sont point solubles non plus dans les alcalis végétaux fixes, saturés de gaz acide carbonique. Comme ils ne se dissolvent ni dans le sérum, ni dans
l'urine, on pourrait croire que cela dépend des sels
neutres qui existent dans ces deux liquides; mais
je pense qu'ils n'en contiennent point assez pour
qu'on puisse admettre cette explication.

L'acide vitriolique ne dissout point les globules
rouges quand il est assez étendu pour avoir un goût
moins acide que le vinaigre commun.

Les globules rouges sont solubles dans le vinaigre commun, mais ils s'y dissolvent plus lentement
que dans l'eau, et leur dissolution y est beaucoup
moins lente quand le vinaigre est étendu d'eau.

Dans l'acide muriatique, étendu de manière à être
plus piquant sur la langue et trois fois plus fort
que le vinaigre, les globules ne se dissolvent pas,
mais ils perdent leur couleur rouge. Si l'on ajoute

une plus grande quantité d'eau, ils se dissolvent.
Le suc de citron les dissout. Tous ces faits, cependant, ne jettent que peu de lumière sur cet élément
du sang.

Quand les globules sont mis dans l'eau, ils se dissolvent, ce qui détruit leur forme globuleuse; c'est
donc le sérum, et probablement aussi la lymphe
coagulante, quand ces deux liquides sont en circulation, qui les maintiennent dans cette forme; mais
quand le sérum est étendu d'eau, ils s'y dissolvent,
et cette dissolution s'effectue tout d'un coup, aussi
vite que l'eau s'unit avec l'eau.

Je n'ai rien vu dans ce phénomène qui ressemblât
à la dissolution d'un corps solide, comme d'un sel,
par exemple. Il faut mêler deux gouttes d'eau avec
une goutte de sang pour que les globules de ce dernier se dissolvent. L'urine étendue d'eau les dissout
également. Cependant, les globules se dissolvent
et dans le sérum et dans l'urine, lorsqu'on les y
laisse séjourner quelques jours; mais je crois que
la dissolution s'opère plus tard dans le dernier de
ces deux liquides. Lorsque les globules restent sans
être dissous dans un liquide quelconque, la masse
totale est trouble et n'a point de transparence; mais,
quand ils sont dissous dans l'eau, le liquide est d'un
beau rouge clair. En vertu de quelles propriétés agissent le sérum et les autres substances qui conservent à la partie rouge du sang sa forme régulière?
c'est ce que je ne saurais dire.

Si, après avoir desséché les globules rouges dans

le sérum, on les délaye de nouveau dans ce même
liquide, ils ne reprennent plus leur forme régulière;
ils ne s'y dissolvent point non plus, comme ils le
font dans l'eau, mais ils forment des espèces de
flocons. Le sérum et plusieurs solutions salines ne
dissolvant pas les globules rouges, je pensai qu'il
serait possible, après les avoir dissous dans l'eau,
de leur faire reprendre leur forme globuleuse, en
ajoutant à leur solution aqueuse une quantité de
sérum telle, que l'eau se trouvât dans le mélange
en très petite proportion; mais je ne pus obtenir
ce résultat, quoique le menstrue fût devenu inca
pable de dissoudre de nouveaux globules.

Les globules rouges étant insolubles dans le sérum et dans la lymphe coagulante, ils peuvent,
dans le cours de la circulation, se séparer de ces
deux substances, et par conséquent être repoussés
des parties où la lymphe coagulante pénètre à l'é-
tat de lymphe, et dans lesquelles ils ne passent certainement point; c'est aussi cette insolubilité qui
fait que, dans le sang extravasé, les globules rouges se trouvent retenus si complètement dans le
coagulum. Les globules, outre qu'ils sont plus pesants que le sérum et la lymphe coagulante, paraissent aussi contenir plus de matière, car ils ne
perdent pas autant par la dessiccation; et, quand on
les fait sécher avec le sérum, ils produisent à la
surface du résidu une inégalité que le sérum ne
présente point par lui-même. Ils ne paraissent pas
être une partie naturelle du sang; il semble qu'ils

soient formés en dehors de lui, si l'on peut ainsi dire, ou qu'ils soient engendrés dans ce liquide, mais non de sa propre substance. En effet, ils se forment à une époque plus avancée de la vie que les deux autres éléments du sang. Ainsi, lorsqu'on observe le poulet dans l'œuf, et qu'on voit le cœur battre, cet organe contient, avant qu'aucun globule rouge soit formé, un liquide transparent que l'on peut considérer comme composé par le sérum et par la lymphe. Les globules paraissent, non se former dans ces deux parties du sang déjà produites, mais plutôt prendre naissance dans les parties environnantes. Leur formation paraît aussi être plus difficile que celle des deux autres éléments du sang. Quand un animal a perdu une quantité considérable de sang, le sérum et la lymphe paraissent se reproduire plus promptement que les globules rouges. L'animal reste longtemps pâle. Mais cette assertion n'est qu'une conjecture, car nous n'avons aucun moyen d'apprécier la quantité des deux autres substances.

De ce qui précède, il résulte que les globules rouges, quelles que soient leurs fonctions dans la machine animale, ne sont certainement point d'un usage aussi universel que la lymphe coagulante, attendu qu'on ne les trouve point chez tous les animaux; qu'ils n'existent point aussitôt que cette lymphe chez ceux qui en présentent; qu'ils ne sont point portés dans les extrémités artérielles, où l'on doit supposer que la lymphe pénètre; et que leur génération parait être moins prompte que celle de cette dernière. En conséquence, on doit admettre qu'ils ne constituent point la partie essentielle du sang, relativement à la part que prend ce liquide à l'accroissement, aux réparations de la machine, etc. Leur action semble être liée à la force du corps, car plus l'animal est fort, plus il a de globules rouges, et l'exercice, qui accroît la vigueur corporelle, non seulement augmente leur proportion dans toute l'économie, mais encore, ainsi que nous le verrons, détermine leur transport en des parties où, dans un état de repos ou d'affaiblissement de l'animal, ils ne peuvent pas pénétrer. Ainsi, il est probable que le degré d'activité d'une partie, et la quantité de globules rouges qui la traversent, sont assez exactement en proportion l'un de l'autre. Ces faits sont si bien connus de ceux qui élèvent de jeunes animaux pour la table des gastronomes, qu'ils les saignent immédiatement après leur naissance pour diminuer le nombre de leur globules rouges, et les privent d'exercice afin d'empêcher que ces globules n'augmentent de quantité, et ne soient portés dans les parties éloignées du cœur.

Les trois parties constituantes du sang diffèrent entre elles pour la pesanteur spécifique: le sérum, qui est la partie liquide, est le plus léger; la partie solide, ou la lymphe, vient ensuite; et les globules rouges sont la partie la plus pesante. Cette différence est manifeste lorsque le sang se sépare promptement en ses parties constituantes. Le sé rum flotte à la partie supérieure de la masse, et les globules rouges tombent à la partie inférieure, tandis que la lymphe resterait suspendue entre les deux autres si, par suite de sa coagulation, la partie rouge n'était emprisonnée dans sa substance. Toutefois, cet effet, qui est constant, ne prouve point d'une manière absolue qu'il y ait une différence de pesanteur spécifique entre le sérum et la lymphe coagulante; tout ce qu'on pourrait rigoureusement en conclure, c'est que les globules rouges, qui sont évidemment les plus pesants, entraînent la lymphe coagulante à la partie inférieure du sérum.

Pour arriver à une démonstration concluante du fait en question, j'ai fait l'expérience suivante: Je recueillis un peu de sang qui se sépara facilement en ses parties constituantes; dans une certaine quantité de sérum, je plaçai un fragment de lymphe coagulante entièrement privé de globules rouges; or ce fragment descendit au fond du vase, mais assez lentement. Il résulte de là que la lymphe, quand elle est coagulée, est un peu plus pesante que le sérum. Je pris alors une quantité égale de lymphe extraite de la partie inférieure du coagulum, qui contenait des globules rouges, et je la plaçai dans le sérum en même temps que la lymphe pure, afin de voir lequel des deux fragments s'enfoncerait le plus vite: le fragment chargé de globules rouges descendit à peu près trois fois aussi vite que l'autre. Le sérum lui-même est beaucoup

plus pesant que l'eau commune, car les mêmes fragments, placés de la même manière dans ce dernier liquide, s'enfoncèrent tous deux beaucoup plus
rapidement que dans le sérum, et je n'observai
point la même disproportion dans la rapidité de la
chute de l'un et de l'autre.

Lorsque le sang a une forte disposition à se coaguler et n'est pas en grande quantité, il se coagule
très vite, et les globules rouges sont enveloppés
dans le coagulum. Cependant, même alors, ils sont
moins nombreux au sommet du caillot que partout
ailleurs, et on les trouve de plus en plus abondants
à mesure qu'on examine celui-ci dans une région
plus profonde; et, quoiqu'il semble qu'alors le sommet du coagulum ne présente point de lymphe coagulante privée de globules rouges, cependant on y
trouve, dans la plupart des cas, une pellicule mince
de cette lymphe, que l'on peut enlever.

J'ai déjà dit que le sang, pris en masse, présente
une couleur rouge dans un grand nombre de classes d'animaux; j'ajouterai maintenant que sa couleur est beaucoup plus foncée dans certaines classes que dans les autres, et cela dépend sans doute
d'une plus grande proportion de globules rouges
relativement à la lymphe et au sérum. C'est ce qui
devient évident quand on examine comparativement
du sang des différentes classes d'animaux. La classe
des quadrupèdes est, je crois, celle dont le sang offre la coloration la plus foncée; je ne sais, cependant,
si cette coloration n'est pas à peu de chose près

aussi prononcée chez quelques oiseaux. La coloration du sang paraît même avoir beaucoup plus de corps dans certaines espèces de la même classe que dans les autres. Ainsi, le sang du lièvre est plus foncé que celui du lapin.

C'est de la partie rouge du sang que dépendent les différences dans le degré de coloration des différentes parties des animaux; et la méthode commune pour juger de ce fait consiste à examiner la couleur des parties dans les différentes classes d'animaux à sang rouge; c'est d'après leur aspect que nous formons généralement notre opinion; car, bien que, chez quelques animaux qui ont les muscles blancs, le foie, les reins et le cœur soient presque aussi rouges que chez d'autres animaux dont tous les muscles sont aussi rouges que ces viscères, cependant, puisque les muscles sont blancs, il doit y avoir sur la masse totale une proportion moins forte de globules rouges. En effet, si les parties qui sont rouges chez les animaux à muscles blancs, comme le cœur, le foie, etc., n'ont pas plus de globules rouges qu'ils ne doivent en avoir en proportion des animaux dont les organes sont généralement rouges, ces animaux sont donc en somme moins riches en globules rouges. On peut suivre graduellement cette idée depuis les animaux qui ont le moins de muscles rouges, jusqu'à ceux dont les muscles le sont généralement et présentent une couleur très prononcée. Dans la même espèce, la couleur de tous les muscles n'est pas également foncée. Les muscles sont plus ou moins rouges chez les sujets qui ont ce qu'on appelle des tempéraments différents. Je crois que, dans toutes les espèces d'animaux, le sang est d'autant plus rouge que la couleur de la peau, des poils, etc., est plus foncée. Si une partie est rouge, c'est que ses vaisseaux sont assez larges pour admettre le sang rouge; ainsi, quand on voit un muscle rouge, on sait que sa rougeur provient de cette cause; au contraire, lorsqu'une partie est blanche, comme un tendon, c'est parce que ses vaisseaux sont petits, et qu'il n'y passe que peu ou point de sang rouge, bien qu'un tendon soit très probablement aussi vasculaire que le muscle auquel il appartient. Les animaux qui n'ont point de sang rouge du tout ont la chair généralement blanche, et cette chair, probablement, n'est pas moins vasculaire que celle qui reçoit du sang rouge.

Chez le même animal, le sang n'a pas une coloration également foncée dans toutes les parties du corps; c'est-à-dire que le sang n'est pas également chargé de globules rouges dans toutes les parties, ou au moins, qu'il n'est pas également rouge, même dans les parties qui sont semblables dans la structure et pour les fonctions, telles que les muscles. Cette différence provient de ce que les globules rouges ne pénètrent pas dans toutes ces parties en proportion égale. Les parties qui en reçoivent le moins sont les parties blanches des animaux; les muscles qui offrent cette condition, chez les animaux destinés à la nourriture de l'homme, sont ce que l'on appelle de la « viande blanche ». Les animaux où l'on trouve ces muscles possèdent ordinairement moins de sang rouge que ceux où ces organes sont plus généralement rouges; et il est probable que chez eux la partie rouge du sang n'est pas poussée aussi loin que chez ceux qui en ont une quantité plus considérable. Toutefois, il est des animaux qui ont quelques-uns de leurs muscles plus faiblement colorés que les autres, quoique leur sang soit plus riche en globules rouges. Chez l'homme lui-même, tous les muscles ne sont pas également rouges; la partie musculeuse des intestins, par exemple, n'égale point en rougeur le cœur et beaucoup d'autres muscles. D'où vient cette différence? est-elle due à des causes mécaniques? les vaisseaux, au-delà d'une certaine limite, deviennent-ils brusquement trop étroits pour livrer passage au sang rouge? les autres parties du sang sont-elles moins visqueuses? la partie rouge est-elle privée de la faculté de pénétrer aussi loin dans les organes en question? ou bien y a-t-il dans les vaisseaux eux-mêmes une force de séparation? Il est plusieurs circonstances de la vie qui augmentent la quantité des globules rouges ou qui en rendent la répartition plus générale dans les muscles du même animal; ainsi l'exercice augmente les globules rouges dans les muscles et la coloration de ces derniers, tandis qu'en somme il y a toujours la même quantité de globules rouges dans l'économie; ou peut-être faudrait-il plutôt dire que le défaut de mouvement en fait diminuer le nombre: ce fait est surtout remarquable chez la femme; et il est probable que la blancheur des muscles des jeunes animaux dépend de la même cause. Cependant, je pense qu'il y a quelque chose de plus; en effet, cette blancheur peut dépendre du principe vital, soumis à l'influence de causes accidentelles ou mécaniques, car les muscles des jeunes animaux se colorent de plus en plus jusqu'à l'âge adulte, et cessent ensuite de s'élever en couleur, lors même que les animaux continuent à prendre de l'exercice. Les maladies amènent une diminution dans la quantité des globules rouges, et souvent en rendent la distribution inégale.

D'après les considérations qui précèdent, on peut établir, en somme, que les animaux les plus rouges, ou qui ont le plus grand nombre de parties rouges, sont ceux dont le sang est le plus riche en globules rouges.

On est porté naturellement à supposer que les globules rouges sont partout de la même couleur dans le même animal; c'est peut-être ce qui a lieu; mais on observe que, chez le même animal, ces globules présentent des nuances diverses dans les différents systèmes de vaisseaux. Chez les animaux les plus parfaits, où il y a deux classes de vaisseaux qui charrient le sang, savoir, les artères et les veines, le sang ne présente pas la même nuance de rouge dans l'une et dans l'autre, chez le même individu; dans les artères, la couleur est écarlate; dans les veines, c'est le rouge de Modène. Et, comme toutes les parties du corps possèdent ces deux classes de vaisseaux, celles qui reçoivent du sang rouge doivent offrir un mélange des deux couleurs. Tous les animaux qui occupent un rang plus élevé que les insectes ont deux circulations dont l'une s'accomplit dans les poumons, chez ceux qui respirent l'air atmosphérique, et dans les branchies, chez ceux qui respirent l'eau, tels que les poissons; et dont l'autre constitue la circulation générale du corps; or, il est à remarquer que la même nuance de coloration des globules n'appartient pas à la même classe de vaisseaux dans ces deux circulations. Le sang écarlate, qui est le sang veineux dans les poumons, devient ensuite le sang artériel dans la circulation générale; et, comme c'est dans cette dernière qu'on l'observe ordinairement, on lui a donné le nom de « sang artériel ». Le sang noir ou rouge de Modène est le sang veineux du corps; il est aussi le sang de l'artère pulmonaire; mais, comme on ne l'examine communément que dans les veines du corps, on le désigne sous le nom de « sang veineux ». Ainsi, le sang acquiert la couleur écarlate dans les poumons, et la couleur rouge de Modène dans la circulation générale. Il existe tant de preuves de cette proposition, qu'il est presque inutile de chercher à la démontrer. Toutefois, on peut citer un grand nombre de faits et d'expériences qui la prouvent directement. Je saignai un homme en

même temps à l'artère temporale et à une veine
du bras, et je reçus chacun des deux sangs dans
une fiole. Le sang artériel conserva sa couleur, et
le sérum ne s'en sépara point; mais cette dernière
circonstance était extraordinaire, car le sérum et le
caillot du sang artériel se séparent habituellement;
le sang veineux se décomposa en ses parties constituantes comme à l'ordinaire.

Cependant, bien que la proposition qui a été
émise ci-dessus soit la règle générale, elle souffre
plusieurs exceptions: dans beaucoup de cas, la couleur écarlate du sang des artères ne subit aucun
changement dans les veines, et sous l'influence de
certaines circonstances, le sang revêt la couleur
rouge de Modène dans les artères, ainsi que lorsqu'il est extravasé dans le corps.

La question qui se présente est celle de savoir
comment le changement se produit dans l'un et l'autre ordre de vaisseaux.

On s'est plus occupé de la manière suivant laquelle le sang acquiert la couleur écarlate, que de
la manière dont il passe à la couleur rouge de Modène (bien que les deux phénomènes soient probablement d'égale importance), parce qu'on a cru que
la vie est liée en partie à la première de ces deux
couleurs. Il est plusieurs substances qui font passer le sang de la couleur rouge de Modène à l'é-
carlate: l'air respirable produit cet effet; il en est
de même de plusieurs sels neutres, et en particulier du nitre, et c'est ce qui cause la couleur ver-

meiile de la viande qui a été salée avec du sel commun. Mais, comme l'air produit cet effet dans le
corps vivant, et comme on observe que sans air
l'animal meurt, on a accordé une grande importance à ce changement de couleur, tandis qu'on ne
doit le considérer que comme une preuve que le
sang a été en contact avec l'air, mais non qu'il doit
être propre à remplir l'objet de la circulation. Cet
effet se produit facilement sous l'influence de plusieurs circonstances. Il s'opère en dehors de la circulation, aussi bien que quand le sang circule; après
la coagulation, aussi bien qu'auparavant; on l'observe dans le sang dont la coagulabilité a été détruite par l'électricité, par une mort subite, etc.
Il n'est donc point lié à la vie. Ce qui mérite d'ê-
tre pris en considération, c'est seulement la cause
du changement de couleur qui s'opère dans le sang
sous l'influence de l'air respirable; car, si l'on supposait que le changement de couleur des globules
rouges constitue l'objet unique de la respiration,
on ferait des globules rouges la partie la plus essentielle du sang, tandis qu'ils ont moins d'importance que les autres éléments de ce liquide. Il est
très probable que l'air, dans l'influence qu'il exerce
sur le sang, agit surtout sur la lymphe coagulante;
et cette conjecture acquiert un plus haut degré de
vraisemblance quand on considère que chez les animaux qui n'ont point de globules rouges, la respiration est aussi indispensable à la vie que chez les
autres, et que le sang peut être soustrait à cette

influence sans cependant cesser de produire ses effets salutaires sur la constitution. Ainsi, quand une
artère volumineuse est liée, les parties qui sont situées au-delà de la ligature doivent recevoir un sang
qui a perdu sa couleur vermeille; de même, chez le
poulet dans l'œuf, le sang est noir dans le système artériel, tandis qu'il est vermeil dans les veines
des poumons temporaires. L'expérience de chaque
jour apprend que le sang noir qui est agité dans une
veine rougit à la surface qui est exposée au contact
de l'air atmosphérique, et que, s'il est agité dans
une fiole avec de l'air, il devient rouge dans sa totalité. Lorsqu'on laisse du sang se coaguler au contact de l'air, sa surface supérieure prend une couleur écarlate, tandis que la partie inférieure du
caillot reste noire ou devient même plus noire que
le sang veineux ordinaire, parce qu'elle contient
une plus grande quantité de globules rouges. Si
l'on renverse le caillot de manière que sa partie
inférieure devienne exposée au contact de l'air, cette
partie prend également la couleur vermeille, et même devient plus rouge que celle qui était exposée
auparavant, parce qu'elle contient un plus grand
nombre de globules rouges qui subissent le changement de couleur. La couleur rouge se manifeste
même jusqu'à une certaine profondeur, ce qui démontre que l'effet en question peut se produire à travers une substance épaisse. On trouve souvent les
vaisseaux des poumons remplis de sang, et toute
la substance pulmonaire de couleur noire; mais si

l'on insuffle alors les poumons, les cellules deviennent d'un rouge vermeil, ce qui dépend de ce que, dans les petits vaisseaux, soit artériels, soit veineux, qui tapissent ces cellules, la couleur du sang est changée par l'action de l'air, dont l'influence s'exerce sur lui à travers les parois de ces cellules. On observe la même chose à la surface des chairs ou muscles, du foie, etc. On peut remarquer que les branchies des poissons conservent leur couleur vermeille par suite de leur exposition au contact de l'air, tant que le poisson reste frais; car, dans l'acte de la respiration, l'air vient naturellement s'y appliquer à l'extérieur.

C'est d'après ces faits que l'on discute relativement à la couleur écarlate que le sang acquiert dans les poumons et qu'il perd dans le reste du corps, et que l'on s'explique pourquoi on le trouve noir dans les veines, et par conséquent dans le côté droit du cœur et dans les principales ramifications de l'artère pulmonaire. Comme le sang est vermeil dans les veines pulmonaires, aussi loin qu'on peut en suivre les ramifications, il est permis de supposer qu'il acquiert cet aspect dans les petits vaisseaux des poumons, et comme les poumons reçoivent constamment de l'air nouveau, on conçoit que le sang doive sa couleur écarlate au contact de l'air, auquel il est soumis à la fois peut-être dans les artères et dans les veines, car nous verrons que l'influence de l'air peut s'exercer à travers les tissus animaux.

Dans le corps vivant, lorsque la respiration a été imparfaite, on voit manifestement le changement de couleur s'opérer dans le sang d'une manière d'autant plus prononcée que la respiration redevient plus parfaite, ce qui est démontré par les expériences suivantes. Ces expériences furent faites dans le but d'observer les mouvements du cœur, en produisant une respiration artificielle, et présentèrent un nombre considérable de phénomènes qui furent nettement constatés, et au nombre desquels se trouva le changement de couleur du sang dans les poumons.

J'imaginai un soufflet double dont les deux moitiés avaient chacune deux ouvertures, mais fonctionnaient en sens inverse l'une de l'autre. Deux de ces ouvertures étaient renfermées dans le tuyau du soufflet, et les deux autres étaient situées sur ses faces. La cavité inférieure avait sa soupape placée exactement comme celle des soufflets ordinaires, mais elle avait en outre une soupape qui était située au niveau du tuyau, et qui s'opposait à l'introduction de l'air par cet orifice. La cavité supérieure avait une soupape placée à l'ouverture logée dans le tuyau, et disposée de manière à laisser entrer l'air et à s'opposer à sa sortie; enfin, l'ouverture de la face supérieure du soufflet était munie d'une soupape qui laissait entrer l'air et l'empêchait d'entrer. En vertu de cette disposition, quand on dilatait le soufflet, la chambre supérieure n'aspirait l'air que par le tuyau, et en même temps

la chambre inférieure ne l'aspirait que par l'ouverture de la face inférieure du soufflet; et quand
on rapprochait les deux faces du soufflet, c'est-à-
dire, quand on en chassait l'air, l'air qui avait pénétré par le tuyau s'échappait par l'ouverture de la
face supérieure, et celui qui s'était introduit par
l'ouverture de la face inférieure sortait par le tuyau.
Par ce moyen, en fixant le tuyau du soufflet dans
la trachée, je pouvais retirer l'air qui était contenu
dans les poumons et l'aspirer dans la chambre supérieure de l'instrument, en même temps que je fai-
sais entrer l'air nouveau dans la chambre inférieure; puis, quand j'expulsais l'air de ces deux
cavités, l'air pur de la chambre inférieure passait
dans les poumons, et l'air qui venait d'être aspiré
des poumons dans la chambre supérieure était chassé
au dehors. L'action de ce soufflet, quoique double,
présente exactement la même simplicité que la respiration elle-même, et cet instrument me paraît
supérieur à tous ceux qu'on a inventés depuis dans
le même but.

Je fixai le tuyau de ce soufflet dans la trachée
d'un chien, et commençai immédiatement la respiration artificielle. Ensuite j'enlevai le sternum
et les cartilages costaux, et j'ouvris le péricarde.
Tant que je continuai la respiration artificielle, je
remarquai que le sang des veines pulmonaires, venant des poumons, de l'oreillette gauche, de l'aorte,
etc., était vermeil ou noir, suivant que je poussais
de l'air dans les poumons ou que je n'en poussais

pas. J'excisai un morceau de tissu pulmonaire, et je remarquai que la couleur du sang qui coulait de la plaie présentait des variations analogues. Quand j'injectais de l'air dans les poumons, et que par ce moyen je rendais vermeil le sang des veines pulmonaires, il sortait deux espèces de sang par la plaie; et, quand je suspendais l'action du soufflet, la totalité du sang qui coulait de la plaie était noir. Lorsque l'air est emprisonné dans les poumons d'un quadrupède, il ne tarde pas à perdre son influence sur le sang, et celui-ci reste noir, ou paraît devenir noir, parce que le sang qui arrive dans la poitrine est de cette couleur et ne subit aucun changement. Mais si la même expérience est faite sur un animal amphibie, il s'écoule un temps considérable avant que tout le sang soit devenu noir, parce que chez les animaux de cette espèce les poumons sont un réservoir d'air, et que celui-ci, y étant tenu en réserve, peut exercer son influence sur le sang pendant un temps plus long.

J'ai répété cette expérience sur un grand nombre d'animaux, et elle durait ordinairement une demi-heure, ce qui était suffisant pour me permettre de faire des observations avec sang-froid et exactitude. Il était curieux de voir les artères coronaires devenir de plus en plus noires quand je cessais de faire agir le soufflet, et ressembler enfin aux veines qui les avoisinent de chaque côté; puis, quand je soufflais de nouveau, reprendre graduellement une coloration plus brillante, et devenir entièrement vermeilles. Comme la respiration était généralement suspendue dans la première partie de l'expérience, le sang se montrait entièrement noir, et le cœur, qui était volumineux, fonctionnait à peine; mais, lorsqu'on injectait de l'air nouveau dans les poumons, le cœur commençait à agir, et alors les oreillettes et les ventricules diminuaient graduellement de volume; ensuite, lorsqu'on arrêtait la respiration, ces cavités devenaient de plus en plus volumineuses.

La diminution des mouvements du cœur par la suspension des mouvements respiratoires, n'est point l'effet de l'impression immédiate, sur l'oreillette et le ventricule gauches, d'un sang impropre à la circulation, qui agirait comme sédatif; elle dépend des liens sympathiques qui unissent le cœur et les poumons; une action venant à cesser, l'autre cesse également. L'intention finale de cette sympathie ressort de la considération suivante: si le cœur continuait son action, il enverrait dans toutes les parties du corps un sang imparfait qui ne peut en entretenir la vitalité que pendant un court espace de temps. L'oreillette et le ventricule droits cessent également d'agir, quoique plus tard, et par la même cause; en effet, les poumons ne fonctionnant plus, le sang ne peut subir aucune modification avantageuse en les traversant. Ces actions et ces suspensions d'action dépendent toutes de la vie et de la connexion qui existe entre tous les phénomènes de l'organisme. C'est en vertu de la même loi que l'acte de la respiration est le premier phénomène du rétablissement des fonctions qui viennent d'être indiquées.

Les faits suivants jettent du jour sur ce qui précède:

Je saignai à l'artère temporale un malade qui venait d'avoir une attaque d'apoplexie; il paraissait respirer avec une grande difficulté; le sang coula très largement, et continua à sortir plus longtemps que cela n'arrive ordinairement par cette plaie, ce qui me fit supposer que l'artère avait perdu une partie de sa contractilité. Le sang était aussi noir que du sang veineux. L'état du malade s'améliora un peu, et sa respiration devint plus libre. Au bout de deux heures environ, je rouvris la plaie, qui saigna de nouveau largement; mais alors le sang était vermeil comme à l'ordinaire.

Madame***, de Norris-Street, Haymarket, eut une attaque d'apoplexie dans laquelle elle perdit l'usage de ses facultés intellectuelles: la respiration, qui s'exécutait très imparfaitement, était stertoreuse; le pouls était dur, mais assez lent. J'ouvris l'artère temporale, qui saigna largement, et je remarquai que, lorsque la malade respirait amplement, le sang de l'artère devenait rouge, et que, lorsque la respiration se suspendait presque entièrement, ou même seulement devenait difficile, le sang coulait noir; ces deux colorations se montrèrent plusieurs fois alternativement pendant la saignée, cependant le pouls n'éprouva que peu de modification.

On observe souvent le même phénomène dans les maladies du cœur et des poumons. Dans plusieurs affections du cœur qui produisent ce qu'on appelle une « angine de poitrine », maladie dont les symptômes dépendent d'un grand nombre de causes diverses et qui s'accompagne ordinairement de palpitations, on voit qu'au moindre exercice le cœur agit avec une grande énergie, et que la respiration devient laborieuse, ou plutôt incomplète, en ce sens qu'elle n'est point en harmonie avec la violence du mouvement imprimé au sang. Alors le visage revêt une couleur pourpre foncée, le malade est presque expirant et ne peut être soulagé que par le repos. L'observation suivante en offre un exemple frappant.

A. B., lorsqu'il était enfant, n'avait jamais pu se livrer aux mêmes exercices que les autres jeunes garçons de son âge. Il ne pouvait ni monter rapidement un escalier, ni gravir une colline sans être hors d'haleine, et pendant presque toute sa vie son pouls s'était montré irrégulier, principalement quand il prenait trop d'exercice. A la moindre augmentation de mouvement, il était pris de palpitations, qui souvent étaient si violentes qu'on les entendait quand on se trouvait près de lui: et ses amis attribuaient à un défaut d'énergie ou de courage la promptitude avec laquelle il se fatiguait. Dans cet état, il grandit et devint un homme de taille ordinaire et bien conformé; mais il conserva ses infirmités, qui ne firent que s'accroître à mesure qu'il donna plus d'extension à ses projets, et que, par suite, il agit davantage. Vers l'âge de 30 ans, il se livra à des exercices trop violents, tels que la chasse, et souvent dans la forêt il était pris si violemment de palpitations et de suffocation imminente, qu'il était obligé d'arrêter son cheval et qu'il fallait le soutenir sur sa selle. Dans ces accès, son visage devenait noir, et gardait cette coloration tant que l'accès durait. Souvent ensuite, il s'écoulait plusieurs jours avant qu'il eût parfaitement recouvré sa santé habituelle, et il lui arrivait fréquemment de ne pouvoir rester couché et d'être obligé de s'asseoir sur son lit pour pouvoir respirer. Tous ces symptômes firent des progrès, et parfois, sans aucun exercice ou mouvement violent, il se sentait comme mourir, suivant ses propres expressions; mais, comme la cause de ces sensations échappait à ses amis, ils les traitaient assez légèrement. A la fin, il suffisait d'une simple préoccupation d'esprit pour faire naître ces sensations, ces palpitations, et un certain degré de suffocation.

Dans l'hiver de 1780 à 1781, il chassa avec excès et s'enrhuma, ce qui détermina le retour des symptômes ci-dessus décrits, mais avec plus d'intensité que jamais. Il consulta deux hommes de l'art: il paraît que ceux-ci considérèrent comme liées à des spasmes, ou comme des effets nerveux, les palpitations, la difficulté de la respiration, l'oppression intense, et même la coloration noire du visage, car ils prescrivirent des cordiaux, tels que l'esprit de lavande, le vin, etc.

Je fus appelé auprès du malade pour donner un nom à la maladie. Après avoir porté mon investigation sur tous les symptômes, je restai convaincu qu'il y avait un vice de structure très grave dans le cœur, c'est-à-dire, à la source même de la circulation; que le sang ne traversait jamais les poumons assez abondamment pour recevoir d'une manière convenable l'influence de l'air, surtout quand le malade se donnait beaucoup de mouvement; que la stagnation du sang dans un point quelconque voisin du cœur devait produire plus ou moins de suffocation, et, ce qui est la même chose, empêcher que l'air n'exerçât convenablement son influence sur ce liquide, ce qui était la cause de la coloration noire de la face quand la stagnation avait lieu; que les moyens de traitement à employer étaient en quelque sorte le contraire de ce qui avait été conseillé, et devaient être le repos, de petites saignées, un régime modéré, la régularisation des garde-robes et la satisfaction de l'esprit; et, comme le malade s'était remis de ses premières attaques, je ne voyais aucune raison absolue pour qu'il ne se remît pas également de la dernière, bien que les premières eussent été moins violentes. Ce jour-là, on pratiqua une saignée de huit onces, qui procura du soulagement. Les symptômes persistant encore, quoique avec moins d'intensité, je vis de nouveau le malade, et lui prescrivis une saignée de quatre onces, qui procura encore du soulagement; cependant l'amélioration ne fut pas très notable. Enfin, outre les symptômes qui ont été cités, la peau prit une teinte jaune, les jambes commencèrent à s'infiltrer, et les premiers symptômes s'aggravèrent graduellement, ce qui me fit soupçonner un commencement de collection aqueuse dans la poitrine. Le malade reçut alors les soins d'un médecin: on lui appliqua des vésicatoires sur les jambes, qui menaçaient de se gangrener, et l'on plaça de la potasse caustique à l'épigastre, sans doute dans l'intention de faire cesser la douleur qui y était perçue. Enfin, la constitution du malade s'épuisa, et il mourut. J'obtins la permission de faire l'autopsie cadavérique.

Autopsie. — On trouva une très petite quantité de sérosité jaunâtre et sanguinolente dans la cavité abdominale. Tous les viscères parurent sains. La vésicule renfermait une assez grande quantité de bile qui était, non pas visqueuse, mais épaisse, comme si la partie la plus séreuse en eût été exprimée. Les conduits biliaires étaient intacts, les poumons ne s'affaissèrent point à l'ouverture de la poitrine, parce qu'ils étaient le siège d'un œdème assez considérable; mais, à cela près, ils parurent sains, il y avait aussi un peu de sérosité sanguinolente dans les deux cavités de la poitrine, ce qui provenait sans doute de la dernière attaque. Le cœur était très volumineux, et renfermait une grande quantité de sang. Je ne trouvai rien d'anormal ni dans les cavités droites de cet organe, ni dans l'artère pulmonaire. Mais, lorsque les cavités gauches furent mises à découvert, je remarquai que les valvules de l'aorte étaient plus épaisses et plus dures qu'à l'ordinaire, et considérablement ratatinées. Cette altération de structure des valvules rend compte des systèmes primitifs; elle était telle que ces valvules ne devaient être que d'une très faible utilité, et que le sang devait refluer dans la cavité du ventricule à chaque systole de l'artère.

Cet état ratatiné des valvules de l'aorte était-il congénital ou l'effet d'une maladie? C'est ce qu'il est difficile de déterminer. S'il était l'effet d'une maladie, celle-ci avait dû commencer à une époque de la vie beaucoup moins avancée que celle où l'on observe ordinairement les affections de cette espèce, car les premiers symptômes s'étaient manifestés lorsque le malade était encore très jeune. A raison de cette disposition vicieuse des valvules aortiques, on voit que le plus grand calme devait produire la stagnation ou l'accumulation du sang dans presque toutes les parties du corps: d'abord dans le ventricule gauche, puis dans l'oreillette gauche, dans les veines pulmonaires, dans l'artère pulmonaire, dans le ventricule droit, dans l'oreillette droite, et dans toutes les veines du corps; toutefois, il y avait encore une quantité de sang, plus faible qu'à l'ordinaire, qui pouvait traverser les artères et atteindre les veines, de sorte qu'il se faisait une espèce de circulation.

Si l'on ne considère que sous un point de vue mécanique les effets de ce vice de conformation des valvules, on ne peut se rendre compte de la coloration noire du sang artériel, qui devait avoir traversé les poumons, puisqu'il n'y avait aucun obstacle mécanique à la respiration. Mais, comme il arrive que, quand le cœur cesse d' agir, ou lorsqu'il ne peut chasser le sang hors de ses cavités (ce qui devait avoir lieu dans le cas qui précède), la respiration cesse, ou s'accomplit d'une manière si incomplète que le résultat est à peu près le même, il en résulte que le malade est en réalité dans un état de suffocation. La suffocation n'est rien autre chose qu'une respiration imparfaite, d'où il résulte que du sang imparfait arrive aux cavités gauches du cœur et en est expulsé. Aussi importe-t-il peu, quant aux conséquences, que l'arrêt de la respiration soit cause première ou effet, car dans l'un et l'autre cas c'est cet arrêt qui fait que le système artériel reçoit du sang incomplètement élaboré.

Il peut être difficile d'expliquer l'accroissement de volume du cœur. Etait-ce un effet mécanique, dépendant de ce que le sang refluait dans le ventricule gauche à chaque systole de l'aorte et à chaque diastole du cœur; ou bien était-ce le résultat d'une affection particulière de ce viscère? La première idée est celle qui se présente à l'esprit le plus naturellement; mais il n'est point nécessaire qu'il existe une cause de cette nature pour

qu'il y ait augmentation de volume du cœur, car
on voit tous les jours des cœurs dont le volume est
augmenté anormalement, chez des sujets qui, pendant la vie, ont présenté des symptômes assez semblables à ceux du malade dont on vient de lire l'histoire sans qu'on puisse constater l'existence d'aucune cause mécanique; toutefois, cet accroissement
de volume est un phénomène commun dans tous les
cas où il existe un obstacle à la circulation.

Il est facile de concevoir: 1° que chez le malade
dont je viens de parler, la circulation ne pouvait
s'accomplir d'une manière régulière et complète;
2° qu'un arrêt dans le mouvement de translation du
sang, soit dans les artères, soit dans les veines, et
surtout un mouvement rétrograde de ce liquide
dans une partie quelconque, doivent avoir pour résultat une stagnation du sang, plus ou moins étendue suivant la quantité de sang qui est soumise à
cet arrêt ou qui reflue; 3° que si l'arrêt n'a lieu
que dans une branche artérielle ou veineuse, la stagnation ne doit être probablement que partielle;
mais que, s'il a son siège dans une artère ou dans
une veine importante, comme l'aorte ou la veine
cave, elle doit être générale. Or, dans le cas qu'on
vient de lire, le mouvement rétrograde commençait dans l'aorte, et l'on peut facilement en suivre
les effets.

On observe aussi les mêmes phénomènes et les
mêmes effets dans les cas de vice de conformation
du cœur, où, après la naissance, il reste une com-

munication entre les cavités droites et les cavités gauches. Les cas de cette espèce ne sont pas rares; en voici un exemple frappant:

Je fus consulté plusieurs fois sur l'état habituel de santé d'un jeune homme, et, quoiqu'il fût impossible de dire anatomiquement et avec précision quelle était la conformation réelle de son cœur, je pensai que les symptômes qu'il présentait avaient pour cause quelque vice dans la structure de cet organe. Depuis son enfance, tous les mouvements considérables produisaient chez lui une tendance à la suffocation. Or, la suffocation étant toujours l'effet du défaut d'une influence suffisante de l'air sur le sang, pendant que la circulation s'accomplit, la totalité du corps doit perdre sa couleur pour revêtir la couleur rouge de Modène ou pourpre, et cet effet doit être plus prononcé que partout ailleurs dans les parties auxquelles le sang communique sa couleur avec plus d'intensité, c'est-à-dire à la figure, et plus spécialement dans certaines parties, au bout des doigts, etc. Quand le malade était très jeune, ces accès de suffocation n'étaient déterminés que par ses cris; mais, quand il eut assez grandi pour se livrer à des exercices du corps, comme la course, etc., ils devinrent plus fréquents et plus intenses. Et, en effet, plus il avançait en âge, et plus on devait s'attendre à voir son état empirer; car il était naturel que ses actions devinssent plus nombreuses à mesure qu'il approchait davantage de l'âge mûr. Toutefois, on supprima avec le plus grand soin, et en se fondant sur l'expérience acquise, toutes les actions qui étaient de nature à provoquer les accès. Aucun avis médical ne pouvait lui être de la moindre utilité; ce qu'on avait à lui dire, l'expérience le lui avait appris déjà; tout ce qu'on pouvait faire, c'était, premièrement, de recommander de temps en temps, quand ses amis remarquaient que les accès de suffocation étaient excités plus facilement qu'à l'ordinaire, une légère émission sanguine, afin de diminuer l'action nécessaire de la respiration, et de mettre plus en harmonie ensemble la quantité du sang et son mouvement; et, secondement, de l'engager à ne pas trop céder à son appétit. Mais toutes ces précautions réussissaient à peine à rendre son état passable. Le cœur agissait avec d'autant plus de violence qu'il rencontrait plus d'obstacle; et c'était précisément le contraire qui eût été à désirer. Le malade pouvant à peine se livrer de lui-même à des mouvements, on lui en communiquait en le faisant promener lentement à cheval, en voiture, etc. Il vécut jusqu'à l'âge de treize à quatorze ans; et, quoique sa mort ne fût pas causée par le désordre de la circulation, il est très probable qu'il n'aurait pas pu vivre plus longtemps, car il approchait de l'âge où les actions se multiplient, et sa prudence ne s'accroissait point en proportion. Son corps fut ouvert par le docteur Poultney, et les détails de l'autopsie cadavérique, qui furent communiqués par lui au collège des médecins de Londres, ont été publiés dans le troisième volume des « Transactions médicales » de ce collège. Je vais transcrire de cette pièce les parties qui sont liées immédiatement à mon sujet.

« Les deux poumons étaient remarquablement petits, et quelques-unes de leurs parties présentaient une telle flaccidité, qu'on était porté à croire qu'elles n'avaient pu accomplir leur fonction. Le péricarde renfermait une quantité convenable de sérosité; le tissu du cœur était ferme, et cet organe avait son volume naturel. En examinant les ventricules et le commencement de l'aorte, on trouva un canal avec les deux ventricules, situé obliquement auprès de la base du cœur, et assez large pour laisser passer l'extrémité du doigt de l'aorte dans l'un et l'autre ventricule avec une égale facilité; la cloison interventriculaire paraissait se terminer dans ce canal. L'orifice de l'artère pulmonaire dans le ventricule droit parut beaucoup plus petit et plus dur qu'à l'ordinaire.» Il est difficile de dire d'une manière précise quel a dû être l'effet d'une telle communication sur le mouvement des deux sangs, c'est-à-dire de décider si le sang des cavités droites était reçu dans les cavités gauches, ou « vice versâ ». Si la direction oblique de ce conduit avait été décrite plus complètement, on aurait pu y trouver l'éclaircissement de ce doute. En effet, si le passage eût été direct, le sang aurait passé très probablement du ventricule gauche dans le ventricule droit, car c'est le ventricule gauche qui

acquiert le plus de force. Toutefois l'expression
« oblique », et cette remarque que le doigt péné-
trait de l'aorte dans l'un et l'autre ventricule avec
une égale facilité, nous portent à supposer que l'o-
bliquité était dirigée du ventricule droit vers l'aorte.
Mais en admettant même cette obliquité, je ne pen-
serais pas pour cela que le sang passait du ventricule droit dans le ventricule gauche, tant ce dernier l'emporte sur le premier pour la force avec
laquelle il agit. La description ci-dessus nous met
donc dans la nécessité de chercher à expliquer
d'une autre manière le trouble de la respiration.
Si le sang passait du ventricule droit dans le ventricule gauche, le conduit anormal avait le même
effet que le canal artériel, et probablement c'était
le seul moyen de communication chez le sujet pendant la vie fœtale. Dans ce cas, il aurait passé trop
peu de sang à travers les poumons. Mais si le sang
passait du cœur gauche au cœur droit, il arrivait
trop de sang aux poumons, car une partie du sang
tendait à traverser deux fois ces viscères. D'un
autre côté, le même effet est produit lorsque les
poumons ne peuvent pas se distendre pleinement
et d'une manière équivalente à l'action du cœur,
bien que celui-ci soit naturellement conformé. Dans
la mort naturelle, le cœur cesse ordinairement de
battre avant que la respiration soit suspendue;
mais dans la mort qui est l'effet de la cessation de
la respiration, comme chez les pendus et dans la
submersion, c'est le contraire qui doit avoir lieu;

et alors on doit toujours trouver du sang noir dans les cavités gauches du cœur, ce qui fut observé manifestement dans l'expérience mentionnée ci-dessus.

On pourrait supposer que, dans les poumons, le sang ne peut recevoir le contact de l'air; mais la circonstance qui a été rapportée plus haut, savoir, que la coloration vermeille se manifeste à une certaine profondeur dans l'épaisseur du caillot sanguin par l'influence de l'air atmosphérique, démontre que les effets de l'air peuvent se produire, et se produisent, en effet, à travers les substances animales. N'ayant pas fait attention à ce fait d'abord, j'avais recouvert l'orifice de plusieurs vases remplis de sang veineux avec un morceau de la peau employée par les batteurs d'or, que j'avais mis en contact avec la surface du sang, et celui-ci avait pris constamment une couleur vermeille à sa surface, et même jusqu'à une certaine profondeur.

Je recueillis du sang veineux noir dans une fiole, jusqu'à ce qu'elle fut à peu près à moitié pleine, puis j'agitai ce sang, qui par ce mouvement, se mêla avec l'air, et devint immédiatement d'une couleur vermeille.

Comme les globules sont la partie la plus grossière, et qu'ils paraissent recevoir largement l'influence de l'air dans les poumons, on peut admettre que les vaisseaux de ces viscères ne se divisent point en des ramifications d'une petitesse extrême, division qui, selon toute apparence, n'aurait aucun but d'utilité.

Le sang des règles, quand il arrive à l'orifice extrême du vagin, est aussi noir que le sang veineux, et, comme il ne se coagule point, il présente exactement le même aspect que le sang des sujets dont le sang reste liquide. Il n'est pas facile de déterminer si c'est en effet du sang veineux, ou s'il acquiert cette coloration après son extravasation par la lenteur de son mouvement. Mais lorsqu'on l'expose à l'air, il devient vermeil. Il est naturellement de couleur noire, mais un peu trouble, et n'a pas la transparence que présente le sang pur. Je ne prétends point décider si cette apparence dépend de son mélange avec le mucus du vagin, ou si elle est due à la cessation de sa vitalité. Toutefois, les globules rouges n'y sont point dissous, ils conservent leur forme.

L'air qui pénètre dans le tissu cellulaire chez les sujets emphysémateux, a-t-il pour effet de déterminer ou de conserver la coloration vermeille du sang, ou bien est-il sans action sous ce rapport?

Puisque le sang devient vermeil à sa surface, non-seulement quand il est exposé au contact immédiat de l'air, mais encore quand il est séparé par une simple membrane à travers laquelle on peut supposer que s'exerce son influence, on est en droit de conclure que cet effet est produit par l'action même de l'air, et non par la simple condition de

présenter une surface « exposée ». Pour m'en assurer, j'ai fait l'expérience suivante:

Je pris une fiole à l'orifice de laquelle je fixai
un robinet; puis, adaptant le robinet à une machine
pneumatique, j'en retirai tout l'air. Alors, tenant le
robinet fermé, je plongeai le goulot de la fiole dans
du sang qui coulait d'une veine, et ensuite, tour-
nant le robinet, je laissai le sang pénétrer dans la
fiole. Quand elle fut à moitié pleine, je fermai de
nouveau le robinet, puis je secouai la fiole avec le
sang qu'elle renfermait, mais la couleur de celui-ci
ne changea point comme dans les premières expériences; je laissai le sang séjourner dans cet espace vide, mais sa surface « exposée » ne changea
nullement de couleur.

Les poumons se divisent en un nombre considérable de cellules; tout le système vasculaire artériel et veineux se ramifie à la surface de ces cellules, et par conséquent la totalité du sang les traverse dans chaque révolution de la circulation; enfin, la vie s'éteint chez les animaux les plus parfaits, lorsque trois ou quatre respirations viennent
à manquer: tous ces faits démontrent combien il
est essentiel que le sang conserve les propriétés
qui le rendent apte à répondre aux besoins de la
vie animale. Le temps pendant lequel nous pouvons
vivre sans air ou sans respiration, est plus court
que celui pendant lequel nous pouvons rester pri-
vés de toute autre fonction naturelle. La respiration
semble donc rendre au sang la vie, et le sang en-

6.

tretient la vie dans toutes les parties du corps. La respiration n'a point la même importance chez les animaux moins parfaits.

Chez les amphibies, les poumons ne se divisent point de la même manière, ces viscères ne sont point traversés par la totalité du sang, et ces animaux peuvent vivre un temps considérable sans respirer. Je me borne, pour le moment, à mentionner ces faits, n'ayant point l'intention de donner mon opinion sur le mode suivant lequel l'introduction de l'air entretient la vie, soit dans le sang, soit dans le corps. J'ajouterai, toutefois, que, dans l'un et dans l'autre, la simple vie est entretenue par l'air, et il est probable que, parmi les autres propriétés du sang, il en est peu qui dépendent autant que sa vitalité de l'influence de l'air. Mais on peut remarquer que les usages auxquels le sang est destiné dans l'économie animale, n'exigent pas tous qu'il ait subi la modification que lui imprime la respiration, car le sang veineux en remplit quelques-uns. Ainsi, le sang des intestins, de la rate, etc., se rend au foie pour servir, ainsi qu'on le suppose, à la sécrétion de la bile; ce qui prouve que le sang veineux concourt à quelques sécrétions, bien que cela ne soit probablement pas absolument nécessaire. Cet emploi du sang veineux est un moyen d'économiser le sang; et il n'est pas nécessaire pour la formation de la bile que le sang veineux provienne des parties ci-dessus mentionnées; car, dans les oiseaux, les amphibies, etc., le foie reçoit d'autres veines, indépendamment de celles qui viennent d'être indiquées.

Ainsi que je l'ai dit, il est plusieurs substances qui, mêlées avec le sang noir, ont la propriété de le rendre d'un rouge vermeil, et l'on a vu que le sang redevient noir en circulant dans toute l'étendue du corps. De même que le sang noir peut être rendu vermeil, de même le sang vermeil peut être rendu noir par l'influence de certaines autres substances : l'air vital (gaz oxygène) a la propriété de rendre le sang vermeil ; mais les autres vapeurs ou gaz, que l'on appelle « airs », comme « l'air fixe, l'air inflammable », etc., le font passer à la coloration noire. Ce changement est propre à l'économie vivante, car, si l'on recueille du sang artériel hors du corps, ce sang conserve sa couleur vermeille, lors même qu'il n'est point exposé au contact de l'air. Comme on trouve le sang noir dans les veines, et qu'il remplit, dans le cours de la circulation, des usages qui peut-être le rendent impropre aux phénomènes de la vie, on peut être porté à supposer que la perte de la coloration vermeille du sang, et son inaptitude à concourir à la vie sont les effets de la même cause. Mais une étude plus attentive du sang fait voir qu'il peut être rendu impropre aux phénomènes de la vie sans perdre sa coloration vermeille, et qu'il peut perdre cette coloration sans devenir impropre à la vie. La lenteur du mouvement du sang dans les veines est une des circonstances qui contribuent au changement de couleur de ce liquide; mais elle ne suffit pas à elle seule pour produire cet effet, car j'ai fait remarquer ci-dessus que du sang artériel placé dans une fiole dans laquelle on le laisse au repos, ne devient point noir; toutefois, il résulte de plusieurs observations que le repos, ou la lenteur du mouvement, dans les tissus vivants, paraît être une des causes du changement qui s'opère dans la couleur du sang. On sait que le sang se meut de plus en plus lentement dans les artères; on sait que son mouvement dans les veines est très lent en comparaison de ce qu'il est dans les artères; on serait donc porté naturellement, en ne prenant que ces faits en considération, à supposer que la lenteur du mouvement est la cause immédiate du changement en question. Le repos ou la lenteur du mouvement, dans les tissus vivants, probablement quand ils sont sains, favorise certainement le changement de coloration du sang; ainsi, toutes les fois que le sang est extravasé, il est noir. Je n'ai jamais vu un sujet mourir d'apoplexie par extravasation sanguine dans le cerveau, sans que le sang extravasé fût noir. Dans les cas d'anévrismes, le sang devient noir dans le sac anévrismal. De même, lorsque le sang s'échappe d'une artère et se coagule dans le tissu cellulaire, on observe la même coloration.

Cette remarque relativement à l'apoplexie me frappa vivement. Je pensai d'abord que, dans les cas de cette espèce, l'extravasation était constituée

par du sang veineux; mais le raisonnement ne me
permit guère de conserver cette opinion; car, quelle
que soit la nature du sang au début de l'hémor-
ragie, il est impossible qu'il ne s'écoule ensuite que
du sang entièrement veineux, surtout dans les cas
où le sang extravasé est en quantité considérable,
parce que, dans beaucoup de cas, les deux systèmes de vaisseaux sont le siège d'une grave altération, et que les artères, une fois déchirées, doivent
fournir la plus grande quantité de sang. Mais, pour
m'assurer de ce fait avec plus de certitude, j'ai
fait l'expérience suivante:

Je lésai obliquement l'artère fémorale d'un chien.
L'ouverture de la peau fut faite à quelque distance
de celle de l'artère, au moyen d'une aiguille à ca-
taracte. Le sang qui sortit par la petite ouverture
de la peau, était vermeil. Le tissu cellulaire se tuméfia considérablement. Au bout de cinq minutes
environ, je fis une ponction à la tumeur; le sang
était liquide. Au bout de dix minutes, j'y fis une
nouvelle ponction; le sang était plus clair et plus
séreux, mais il était encore vermeil. Au bout de
quinze minutes, je fis une troisième ponction: d'a-
bord il ne sortit que de la sérosité, puis, par la
pression, il vint un peu de sang; mais il était encore vermeil. Alors la masse parut être en grande
partie coagulée, ce qui m'empêcha de faire de nouvelles tentatives. Quelques jours après, ayant incisé
la partie tuméfiée, je trouvai le sang aussi noir que
du sang veineux ordinaire, de sorte que là le chan-

gement de couleur s'était opéré après la coagulation.

Lorsqu'on appliqua du plâtre sur ma figure pour en faire le moule, au moment où on l'enleva, il produisit à la partie antérieure du nez une espèce de succion que je sentis; et lorsque le plâtre fut ôté, cette partie était rouge comme si les cellules de la peau eussent été gorgées de sang extravasé. La coloration en était alors vermeille, mais elle ne tarda pas à devenir pourpre foncé; de sorte que c'était du sang artériel qui s'était ainsi extravasé, et ce sang, par sa stagnation dans les cellules du corps vivant, avait pris la couleur du sang veineux.

Le sang peut même devenir noir dans les grosses artères, par suite d'une stagnation de peu de durée. Ayant mis à nu l'artère carotide d'un chien dans une longueur d'environ deux pouces, je la liai à l'un et à l'autre bout, laissant entre les deux ligatures un espace long de deux pouces, qui était rempli de sang. La plaie extérieure fut réunie lâchement par des points de suture. Plusieurs heures après, je détachai les points de suture; le sang intercepté entre les deux ligatures était coagulé, et présentait une couleur noire, comme celui de la veine. J'ai observé également, dans les cas où, après avoir appliqué un tourniquet sur la cuisse, on divise l'artère, que lorsque le tourniquet est desserré, le sang qui s'écoule d'abord est noir, tandis que celui qui succède à ce premier jet est vermeil. J'ai observé ce fait dans les amputations,

lorsque le tourniquet était resté appliqué très longtemps, et on le remarque ordinairement quand on
pratique l'opération pour l'anévrysme.

En juillet 1779, Bromfield reçut dans son service, à l'hôpital Saint-Georges, un malade qui était
affecté d'un anévrisme de l'artère crurale situé vers
la partie moyenne de la cuisse: l'artère était dilatée dans trois pouces environ de sa longueur. On
pratiqua l'opération, dans laquelle on lia l'artère
au-dessus de la dilatation, et, pour plus de sécu-
rité, on plaça la ligature à plus de trois pouces
au-dessus du point malade. Cela fait, on desserra
le tourniquet, et l'on remarqua un écoulement de
sang assez considérable, paraissant provenir de la
partie inférieure de la plaie, qui correspondait à
la portion dilatée de l'artère; à raison de la couleur de ce sang. on crut d'abord que c'était le sang
veineux qui avait été retenu dans les veines par la
constriction du tourniquet; mais cela ne pouvait
être, et l'on reconnut qu'il coulait du bout inférieur
de l'artère, qui fut liée immédiatement. On doit admettre que, dans ce trajet rétrograde, le mouvement du sang était très lent, car il fallait d'abord
qu'il passât, au-dessus du point qui portait la ligature, dans de petites branches collatérales, puis,
par les anastomoses, dans des branches semblables,
appartenant au bout inférieur de l'artère, pour pénétrer enfin dans ce dernier, ce qui devait retarder
beaucoup son mouvement; et, en effet, la manière
dont il coulait au dehors indiquait un tel retard.

Cette circulation accidentelle, bien que renfermée dans le système artériel, ressemblait, sous quelques rapports, à la circulation du sang dans les deux systèmes vasculaires.

Cette dernière circonstance démontre clairement qu'il existe une communication, au moyen des anastomoses, entre la portion de l'artère qui est située au-dessus de l'anévrisme, et celle qui est située au-dessous.

Le sang coulait sans saccades du bout inférieur de l'artère, ce qui dépendait sans doute de ce qu'il arrivait dans le gros tronc artériel placé au-dessous de l'anévrisme par un très grand nombre de petits vaisseaux situés dans des points divers et plus ou moins éloignés, et par conséquent à des moments différents. Mais il est probable que la cause principale du défaut de pulsations dans le gros tronc artériel, c'était l'absence de toute influence du cœur sur les deux systèmes d'artères capillaires situés au-dessus et au-dessous de l'anévrisme; car le second de ces systèmes, c'est-à-dire celui qui était constitué par les ramifications artérielles situées au-dessous, était devenu en grande partie semblable à un appareil veineux, et le bout inférieur de l'artère remplissait la fonction d'une grosse veine.

Un jeune homme qui était au service de Henry Drummond, esq., reçut dans la cuisse un coup de couteau qui blessa l'artère crurale. Il se forma dans le lieu de la blessure une tumeur considérable, cons-

tituée principalement par du sang extravasé et in-
filtré dans le tissu cellulaire. Cette tumeur arrêta
en partie l'écoulement sanguin qui provenait de
l'artère divisée; et, lorsqu'on dilata la plaie pour
atteindre l'artère, je remarquai que le sang extravasé dans le tissu cellulaire avait la couleur du
sang veineux. Lorsqu'on eut mis à découvert l'artère, qui préalablement avait été comprimée au
moyen d'un tourniquet appliqué au-dessus de la
plaie, et qu'on relâcha légèrement cet instrument,
le premier jet de sang qui sortit de son bout supérieur était noir, et fut même pris pour du sang
veineux par l'opérateur; mais celui-ci fut bientôt
détrompé par la couleur vermeille du jet sanguin
qui succéda au premier. Jamais je n'avais vu de
sang veineux plus noir que le premier jet.

De ces expériences et de ces faits d'observation,
on doit conclure que la couleur du sang est changée, soit par le repos, soit par la lenteur de son
mouvement dans les tissus vivants, et même dans
les artères. Cette altération de couleur s'opère dans
les vaisseaux en proportion du ralentissement de
la circulation.

Une autre remarque qui se présente ici, c'est que
toute la partie du membre située au-dessous de la
ligature qui avait été placée sur l'artère crurale,
a dû ne recevoir que du sang ainsi altéré, et comme
ce membre conserva sa vitalité, sa chaleur et l'action de ses muscles, il est évident que la couleur du
sang est de peu d'importance relativement à ces

propriétés. C'est probablement pour cette cause (la stagnation du sang) que les granulations, à la partie inférieure des membres abdominaux, présentent une couleur noire, quand le malade est dans l'attitude verticale, et qu'on observe la même circonstance dans les ulcères très indolents, quelle que soit leur situation.

On peut puiser dans l'opération commune de la saignée une autre remarque très favorable à cette idée, savoir, que le repos est une des causes en vertu desquelles le sang passe de la couleur écarlate à la couleur noire. En effet, on observe généralement que les premières parties de sang qui s'écoulent sont noires, et que ce liquide devient de plus en plus clair vers la fin de l'opération. On peut donner plusieurs raisons de ce fait: 1° Le sang est resté en stagnation dans les veines, tandis que la veine qui devait être ouverte se remplissait et qu'on en pratiquait la ponction, ce qui occupe un certain temps et peut rendre le sang plus noir qu'il n'eût été sans cela dans cette même veine; 2° lorsque l'écoulement sanguin se fait largement, le sang passe plus promptement des artères dans les veines, et par conséquent il peut se trouver dans un état assez semblable à celui du sang artériel, ce qui expliquerait comment les dernières portions de sang sont un peu plus claires que les premières. La considération suivante équivaut presque à une démonstration de ce qui précède: bien qu'une ligature empêche le retour du sang vers le cœur, et que, par conséquent, on puisse supposer qu'il provient des artères moins facilement qu'à l'ordinaire, cependant il résulte des remarques suivantes qu'il circule dans ces vaisseaux beaucoup plus librement: en effet, si l'ouverture de la veine est large et le vaisseau d'un gros volume, le bras, au-dessous de la plaie, est beaucoup plus pâle que dans son état naturel, et le sang devient plus vermeil; mais si, au contraire, la veine est petite et qu'il sorte peu de sang à la fois, celui-ci conserve sa couleur noire; toutefois, il n'en est pas toujours ainsi.

Je saignai une dame, et le sang présenta d'abord une couleur noire; mais elle s'évanouit, et, tant que dura la syncope, le sang qui sortait de la veine fut d'un bel écarlate. La circulation était alors languissante.

Il est alors à remarquer que c'est chez les sujets les plus sains que le sang veineux est ordinairement, sinon toujours, le plus noir; et que, pour peu que l'économie éprouve du trouble, le sang ne passe pas d'une manière aussi prononcée de la couleur vermeille à la couleur pourpre-noire. C'est un fait que j'ai observé souvent, et dont je me rappelle en particulier avoir vu un exemple frappant chez un malade qui était atteint d'une fièvre légère; le sang veineux de ce malade était aussi vermeil que du sang artériel. Cette particularité ne pouvait pas dépendre de l'accroissement du mouvement du sang, ni de ce que le sang aurait été retenu dans les veines par la fièvre, car la fièvre était légère.

Le sang passe de la couleur vermeille à la couleur rouge de Modène dans des parties différentes, suivant le mode de circulation. Chez les animaux qui ont des poumons et une double circulation complète, la coloration la plus noire du sang existe là où il vient, si l'on peut ainsi dire, reprendre sa couleur brillante, c'est-à-dire dans les artères des poumons; et par conséquent, la couleur la plus vermeille se trouve dans les veines des mêmes viscères. Cette coloration vermeille persiste plus ou moins dans les artères de la circulation générale, dans la cavité desquelles elle commence de nouveau à changer, excepté pendant une certaine période de la vie de quelques animaux qui alors ne font point fonctionner leurs poumons; c'est ce qu'on observe chez le fœtus; mais chez les fœtus qui convertissent une matière animale en leur élément de nutrition, et qui par conséquent ont besoin que cette matière reçoive l'influence de l'air, quoique cette influence ne se transmette pas au moyen des poumons, comme on le voit pour le poulet dans l'œuf, on trouve le sang de couleur vermeille dans les veines des poumons temporaires, tandis qu'il est noir dans les artères de ces mêmes organes; de sorte qu'il devient noir dans son trajet, soit pour se rendre au cœur, soit pour en revenir. Mais, chez les animaux les plus parfaits, le sang devient de plus en plus noir à mesure qu'il s'éloigne du cœur, jusqu'au moment où il commence à retourner vers cet organe.

Ce changement est très peu prononcé dans le système artériel, surtout dans les vaisseaux qui sont près du cœur, comme les artères coronaires. Le changement de couleur est plus rapide dans les veines, mais il ne se fait pas d'une manière égale dans toute l'étendue du système veineux, car il est plus prompt dans les veines des parties inférieures des membres abdominaux, que dans celles qui sont voisines du cœur: il débute très probablement là où le mouvement commence à se ralentir; et ce ralentissement se manifeste ordinairement d'abord dans les artères d'un très petit calibre; en effet, j'ai remarqué, en général, que lorsqu'on saigne au pied ou sur la face dorsale de la main, le sang qu'on obtient est d'un rouge plus vermeil que celui qui provient de la saignée pratiquée au pli du bras.

§ V. *De la quantité du sang, et des particularités de sa circulation.*

Il me paraît impossible de déterminer la quantité de sang que renferme le corps vivant, et cette connaissance n'aiderait probablement que très peu à mieux comprendre l'économie animale. La quantité de sang qui circule dans le corps est sans doute aussi permanente qu'aucune autre circonstance propre à l'économie vivante, et ne dépend point d'une action immédiate: notre sang n'est pas moins abondant à telle heure, plus abondant à telle autre; il n'y a qu'une lésion traumatique, ou une maladie, qui puisse en diminuer la quantité, l'une probablement d'une manière immédiate, l'autre lentement; mais, même alors, bien que la quantité du sang soit au-dessous du terme naturel, la réparation s'en fait trop lentement pour qu'il puisse en résulter de brusques variations. Cependant, quand on considère les nuances diverses que présente le pouls, on est tenté de croire que la quantité du sang varie aussi beaucoup.

On admettra que la quantité du sang doit être considérable, si l'on réfléchit aux usages de ce liquide, et à l'abondance des matériaux ou substances alimentaires dont l'emploi est indispensable pour maintenir cette quantité sans diminution, si l'on fait attention qu'il soutient le corps et entretient la vie partout, enfin qu'il alimente un grand nombre de sécrétions. On conçoit qu'une très petite quantité de sang ne pourrait remplir de tels usages sans subir en même temps un changement rapide. Il paraît y avoir, pour évaluer la quantité de sang que renferme le corps humain, deux méthodes qui toutes deux laissent évidemment à désirer sous le rapport de l'exactitude, et qui diffèrent assez entre elles pour qu'on doive en conclure que ni l'une ni l'autre n'est bonne. L'une consiste à calculer combien il peut y avoir de sang dans un animal d'après la quantité qu'il en peut perdre sans inconvénients graves dans un court espace de temps. J'ai vu des malades, et même des sujets grêles et chétifs, rejeter plusieurs pintes de sang de l'estomac dans un petit nombre d'heures; et, d'un autre côté, si nous ne possédions ce fait, nous serions portés à croire qu'il n'y a que très peu de sang dans l'économie, quand nous voyons l'évanouissement causé par la perte de quelques onces de ce liquide. Toutefois, je présume que l'homme peut supporter une plus grande perte de sang par l'estomac que par toute autre voie. C'est une chose surprenante que la petite quantité de sang que l'on trouve dans les cadavres; mais je crois que, dans l'état de maladie, le sang diminue en quelque sorte comme le corps; en effet, on en trouve davantage dans le corps des sujets qui sont morts subitement, et de ceux qui ont succombé à des maladies aiguës. Il est cependant quelques maladies de longue durée, comme l'hydropisie, à la suite desquelles on trouve une quantité considérable de sang. La seule manière d'expliquer ce fait, c'est que ce liquide après l'hydropisie, a peu de tendance à se coaguler, ce qui produit l'apparence d'une plus grande quantité de sang que si la coagulation s'en était effectuée comme à l'ordinaire. En effet, une coagulation énergique du sang en exprime le sérum, qui, je l'imagine, transsude après la mort, et échappe à l'observation.

Il paraît, en résumé, que la quantité de sang que renferme le corps vivant est proportionné aux usages de ce liquide dans la machine animale, usages qui peuvent être ramenés aux trois suivants: le premier consiste dans le simple soutien (support) de l'ensemble vivant, ce qui comprend le développement ou accroissement des parties, le maintien des parties déjà formées à leur degré nécessaire de développement et la réparation des pertes que les parties subissent. Le second est le soutien de l'action, par exemple, de l'action du cerveau et de celle des muscles; or, l'action s'accompagne d'une déperdition extraordinaire. Le troisième a pour objet les sécrétions. A l'exception du simple soutien de la vie de l'ensemble, ces usages, et plus particulièrement le soutien de l'action, présentent des fluctuations. J'ai déjà fait remarquer que les anastomoses des vaisseaux donnent au sang un espace plus considérable. Il est probable qu'un membre paralysé ne renferme que la quantité de sang qui est nécessaire pour le simple soutien de la vie.

Les veines ne présentent rien de particulier qui puisse faire naître la pensée qu'elles étaient destinées à augmenter la quantité du sang; toutefois, le système veineux a plus de capacité que le système artériel, ce qui certainement donne lieu à une augmentation de la masse totale de ce liquide; mais cet excès de capacité rend le mouvement moins rapide. Elles forment des plexus et constituent certains corps, tels que le plexus rétiforme chez la femme, et les corps caverneux et spongieux chez l'homme. On sait combien il y a peu de sang pour soutenir la vitalité d'une partie dans certains cas d'anévrisme; il est probable que la lenteur du mouvement convient à une petite quantité de sang.

La diversité de coloration des différentes parties du corps, diversité qui dépend de la proportion plus ou moins considérable du sang rouge, démontre, ainsi qu'on a dû le voir, qu'il est des parties qui renferment beaucoup plus de sang que les autres; et j'ajouterai ici qu'il est des parties qui reçoivent des vaisseaux beaucoup plus volumineux que les autres. Cet aperçu est confirmé par la considération suivante, savoir, que le sang constituant les matériaux mobiles de la vie, et prenant une part dans toutes les actions de cette dernière, on doit trouver la quantité de ce liquide en proportion de ces actions; ainsi, comme le corps est un composé d'actions, dont on sait que les usages varient considérablement, le sang est dirigé vers chacune de ces parties en proportion des actions qui s'y accomplissent: c'est ce dont on juge par le calibre des vaisseaux et par le degré de rougeur des parties, chez les animaux auxquels manque cet élément du sang. Le cerveau reçoit des vaisseaux considérables; cependant sa substance est blanche, ce qui est dû en partie à son opacité. La langue est vasculaire; la glande thyroïde est vasculaire. Les poumons donnent passage à la totalité du sang chez la plupart des animaux, et par conséquent ils sont toujours le siège d'un courant sanguin équivalent à la masse totale du sang. Le foie est extrêmement vasculaire, ce qui se reconnaît, soit à sa couleur, soit au nombre relatif de vaisseaux qu'il reçoit; et, comme il se fait dans ce viscère une circulation particulière, la grande quantité de sang qui le traverse ajoute à la masse totale du sang qui circule dans l'ensemble de l'économie. La rate est **extrêmement** vasculaire, ainsi que les reins; des vaisseaux considérables se rendent à l'estomac et aux intestins; il en est de même pour les muscles en général, surtout chez les sujets qui travaillent beaucoup; car le travail porte la quantité de sang qui est renfermée dans la machine vivante au delà de ce qui suffit pour la simple nutrition chez l'homme arrivé à son plein développement, et au-delà de ce qui est nécessaire pour le simple accroissement chez les jeunes sujets.

Si, des animaux les plus simples on passe ensuite aux animaux les plus compliqués, on remarque qu'il existe une série assez régulière, bien que cette régularité soit interrompue cependant lorsque les circonstances accessoires, que l'on doit prendre en considération, viennent à varier. Mais l'ensemble de ces recherches forme un sujet trop étendu pour devenir actuellement l'objet de notre attention.

Si je devais commencer par la formation du sang,

je traiterais d'abord de la digestion chez les animaux qui sont pourvus d'un estomac; mais cette étude forme un sujet distinct. Toutefois, je puis prendre pour point de départ les conséquences immédiates de cette fonction; c'est la digestion, en effet, qui produit la première et la plus essentielle modification, savoir, la transformation de la substance alimentaire en un liquide appelé « chyle ». Le chyle est l'effet ou le produit immédiat de la digestion; il est, si l'on peut ainsi dire, la semence qui croît au sang, ou, en d'autres termes, le sang non encore à l'état parfait. Les caractères extérieurs du chyle varient chez les différents animaux. Il est blanc chez les quadrupèdes et le crocodile; mais, chez la plupart des autres animaux, il est transparent. Lorsqu'il est blanc, ses parties constituantes sont plus visibles que lorsqu'il est transparent. Sous le rapport de la composition, il ressemble au sang rouge: en effet, il se compose d'une matière coagulante, de sérum et de globules blancs auxquels il doit sa couleur blanche, et qui lui donnent quelque ressemblance avec le lait. Ces globules sont plus petits que les globules rouges du sang, et présentent à peu près le même volume que ceux du suc pancréatique; ils conservent leur forme dans l'eau, et par conséquent diffèrent sous ce rapport des globules rouges; ils gardent leur forme arrondie dans le sérum; ils sont aussi plus pesants spécifiquement que la lymphe et le sérum du chyle.

Lorsqu'on voit que le chyle contient des particules globuleuses chez certains animaux, on est naturellement porté à supposer que ce sont ces globules qui forment les globules rouges du sang. Mais le chyle des oiseaux, dont le sang est rouge, n'ayant point de globules, il faut renoncer à cette hypothèse.

Chez la plupart des animaux, le premier acte de la nutrition est l'absorption du chyle dans les organes annexes de l'estomac ; et pour beaucoup cette absorption semble constituer à elle seule tout le phénomène, car ils ne possèdent point un cœur auquel le chyle puisse être porté. Chez ces derniers, on peut supposer que le mode de distribution du chyle a quelque ressemblance avec celui du sang dans les veines mésentériques et dans la veine porte ; de sorte que les parties se l'assimilent et en disposent elles-mêmes. Mais cette organisation n'appartient qu'aux animaux les plus simples, ou de la classe la plus inférieure. Chez les animaux les plus parfaits, où à chaque fonction particulière répondent des organes spéciaux, le chyle est porté à un organe appelé le cœur, après s'être réuni avec le sang veineux, qui a alors besoin d'être soumis à la même opération que le chyle lui-même, et tous deux ils sont poussés à travers les poumons, dans l'intérieur desquels le chyle reçoit très probablement son élaboration définitive ; de là, il retourne au cœur, pour être charrié dans toutes les parties du corps.

Chez les animaux qui ont un cœur, il est un grand

nombre de particularités qu'il faut prendre en considération: 1° le mouvement du sang consécutivement à l'action de ce viscère; 2° l'objet principal de ce mouvement, savoir, l'élaboration du sang dans les poumons, ce qui donne naissance au phénomène de la respiration; 3° la diversité de forme des poumons; 4° les différentes espèces de milieux dans lesquels les animaux sont obligés de respirer pour en extraire la substance au moyen de laquelle s'opère l'élaboration du sang.

Dans cette investigation, on remarque que les parties qui servent aux usages indiqués plus haut ne se correspondent point d'une manière exacte ou régulière dans les différentes classes d'animaux. Cette irrégularité provient de ce que les animaux ne respirent point tous la même substance: ainsi, les uns respirent l'atmosphère commune, qui renferme l'air vital; les autres, comme les poissons, respirent l'eau, qui contient de l'air. Il en est qui respirent également l'air et l'eau; tandis qu'on en voit qui, après avoir respiré l'eau dans les premières périodes de leur vie ou dans leur imperfection, respirent l'air quand ils sont arrivés à leur développement complet. Si nous avions à étudier tous ces systèmes d'organes, chacun d'eux devrait être examiné à part, avec toutes ses particularités et toutes ses connexions; puis il faudrait embrasser dans une vue d'ensemble tous les systèmes différents, car ils se fondent graduellement les uns dans les autres, quelques-uns se montrant parfaitement distincts, tandis que d'autres participent plus ou moins de l'une et de l'autre forme. Le système complet doit toujours être considéré comme le plus parfait, bien qu'il puisse appartenir à un ordre d'animaux inférieur à d'autres égards.

Le sang étant composé de parties, ou plutôt de propriétés diverses, les physiologistes ont supposé que, parmi ces parties ou propriétés, il y en avait qui se portaient spécialement à certaines parties du corps dans des vues particulières; mais, en raison de la fréquence des anastomoses des artères, de la grande variété que ces vaisseaux présentent pour le nombre et l'origine, et de la différence des trajets qu'ils suivent chez les divers sujets, il est évident qu'aucune partie du corps ne peut recevoir un sang particulier, car il n'est aucune portion de la masse totale du sang qui ne puisse y être portée par la circulation. Il est plusieurs dispositions anormales qui le démontrent. Par exemple, il arrive quelquefois que le rein d'un côté n'a qu'une artère, tandis que l'autre en a deux, trois ou quatre. Les artères rénales peuvent naître de l'aorte, d'un côté, presque aussi haut que l'artère mésentérique supérieure, et de l'autre, presque aussi bas que la naissance des deux illiaques; et, dans quelques cas, un rein s'étant développé dans le bassin, son artère naît de l'artère iliaque. Quelquefois aussi les artères spermatiques naissent, d'un côté, de l'aorte, et de l'autre, des artères rénales ou de l'artère de la capsule rénale. Si chaque glande recevait un sang particulier, on devrait s'attendre à voir le testicule sécréter de l'urine, quand son artère naît de l'artère émulgente. Mais comme le sang se compose visiblement de différentes parties dans les animaux qui nous sont le plus familiers et dont la physiologie nous est probablement le mieux connue, et comme il est une de ces parties que l'on peut suivre dans les vaisseaux, on peut déterminer avec assez d'exactitude, non-seulement l'espèce de sang qui arrive à un organe, mais encore dans quelle proportion le sang y est envoyé. Ainsi, la partie rouge du sang nous apprend jusqu'où le liquide est porté; et il est à remarquer que les résultats de nos injections colorées se trouvent à peu près en rapport avec ce fait d'observation.

Je me rappellerai ici d'abord, que les globules rouges sont la partie la plus grossière du sang, et que par conséquent, partout où on les observe, le sang se trouve avec toutes ses parties constituantes réunies dans la proportion normale; mais la structure de plusieurs parties des animaux est telle, que le sang rouge en exclu, ainsi que toutes les poudres colorées que nous pouvons essayer d'y injecter; de sorte que nous n'avons point de notions précises sur le vascularité de ces parties, comme je l'ai déjà fait remarquer. Ces parties ne peuvent être traversées que par la lymphe coagulante, et probablement aussi par le sérum, pour leur simple nutrition. De cette nature sont les ten-

dons et les parties fibreuses, les ligaments élasti-
ques, les cartilages, principalement ceux des ar-
ticulations, la cornée transparente, etc. Le sang
rouge n'est même pas poussé aussi profondément
dans la substance du cerveau et des nerfs que
dans celle de beaucoup d'autres parties. On voit
donc que les parties constituantes du sang ne sont
pas portées à toutes les parties également, et l'on
doit supposer que cette disposition répond à chaque
but utile; cependant, si l'on examine ce sujet d'une
façon plus attentive, on trouve qu'il est difficile
de déterminer quels peuvent être les motifs de ce
choix dans les éléments du sang; car, chez beaucoup d'animaux, on voit des parties semblables
pour la structure et les usages, comme les muscles, qui cependant reçoivent, les unes, tous les
éléments du sang, les autres la lymphe coagulante
seulement, présentant même tous les degrés inter-
médiaires compris entre ces deux extrêmes. Il est,
en effet, des animaux qui ont des muscles rouges,
et des muscles blancs; d'autres dont tous les muscles sont rouges, et d'autres enfin dont tous les
muscles sont blancs, ainsi que je l'expliquerai plus
amplement. Le sang veineux peut même devenir
utile, quand il ne s'agit pas de concourir à la nutrition, puisque le sang des intestins et celui de la
rate se rendent au foie, et cela, comme on peut
le présumer, pour la sécrétion de la bile, ainsi qu'il
a été dit.

L'idée de la translation d'une espèce de sang particulière aux parties qui ont des fonctions spéciales, et surtout à celles qui, comme les glandes, ont pour fonction unique d'extraire certains matériaux de ce liquide, est maintenant, je pense, assez généralement rejetée, et l'on admet, par conséquent, que le sang, considéré comme un tout complet, est également propre à tous les usages de la machine. Cette dernière doctrine accorde aux organes un empire absolu sur le sang tel qu'il est composé, et nous porte à prendre en considération simplement la circulation ou le mouvement du sang.

Le sang étant composé de différentes parties, on pourrait supposer que, si l'un ou l'autre de ses éléments immédiats est dépensé en quantité plus ou moins grande dans un travail quelconque de l'économie, le reste du sang, dans son retour par les veines, devrait indiquer cette circonstance par une modification dans son aspect extérieur ou dans ses qualités. La seule différence dont je puisse concevoir l'existence, était celle qui porterait sur l'aspect ou sur la quantité de la lymphe coagulante. Toutefois, pour m'éclairer sur cette question, je fis les expériences suivantes:

Expérience 1. — J'ouvris le côté droit du thorax sur un chien vivant, et je plaçai une ligature autour de la veine cave inférieure, au-dessus du diaphragme. Ensuite, afin que la circulation pût reprendre son cours, et que les grosses veines pussent se remplir, j'appliquai la main sur la plaie, ce qui permit à l'animal de respirer. Lorsque la veine cave inférieure fut complètement distendue par le sang, je tuai l'animal. Le jour suivant, j'examinai le sang dans les différentes veines, et je trouvai dans chacune des veines suivantes, savoir : la veine rénale, la veine mésentérique, la veine cave inférieure, la veine splénique, et les veines sus-hépatiques, un coagulum dont le volume était en proportion de la capacité du vaisseau ; il n'existait de différence sous aucun autre rapport.

Expérience 2. — Sur un chien vivant, on recueillit une même quantité de sang de la veine mésentérique, de la veine splénique, de la veine rénale, et de la veine cave inférieure au-dessous de l'abouchement des rénales. Ces quatre portions de sang furent reçues dans quatre vases séparés ; elles ne tardèrent point à se coaguler, et s'il y en eut une dont la coagulation s'effectua plus lentement que celle des autres, ce fut celle qui provenait de la veine mésentérique. Au bout de 24 heures, les quatre caillots étaient égaux en fermeté.

VI. *Du principe vital du sang.*

Jusqu'à présent, j'ai étudié le sang d'après la méthode commune ; mais toutes ces recherches ne peuvent rien expliquer dans l'économie animale, si l'on ne peut les rattacher à quelque principe qui fasse connaître la nature des connexions de ce li-

quide avec les solides vivants dans lesquels il se
meut, qu'il forme, et dont il entretient la vitalité.
Si nous trouvons que ce principe est semblable à
la vie dans les solides, nous aurons dès lors une
idée de l'harmonie qui existe entre les solides et le
sang, et nous l'appellerons le « principe vital » du
sang. Si nous n'admettions un tel principe, nous
aurions agi dans les investigations auxquelles
nous venons de nous livrer, comme si nous eussions disséqué un cadavre sans établir aucun rapport entre lui et le corps vivant, ou même sans savoir qu'il ait jamais été doué de la vie. Mais dans la
description que j'ai donnée du sang, on a dû remarquer que je tenais en réserve une propriété de ce liquide, qui, jusqu'à présent, n'a point été expliquée.
En effet, en traitant de la coagulation de la lymphe coagulante, je n'ai pas été aussi complet dans
l'exposition des faits que j'aurais pu l'être. Comme
le principe en question est manifesté par plusieurs
phénomènes relatifs à la coagulation et à la non-
coagulation du sang, j'ai cru devoir en traiter ici
en partie ; mais, dans cette occasion, je ne serai
pas aussi complet que si j'écrivais « ex professo »
sur ce sujet; car mon intention est plutôt de chercher à faire comprendre certains phénomènes visibles de l'économie animale, et en particulier les
maladies qui font l'objet de cet ouvrage, que de
me livrer à une discussion approfondie sur le principe vital du sang. Je réserve le développement de
ma doctrine pour les parties de ce traité qui se-

ront consacrées aux sujets que je viens d'indiquer ; ainsi, les explications et les preuves seront répandues dans l'ouvrage, et, par ce moyen, elles pénètreront avec plus de force dans l'esprit.

D'après plusieurs circonstances qui concernent le sang, ce liquide paraît être le plus simple de tous les corps doués de la vie que nous connaissions. La vitalité du sang est une opinion que j'ai émise il y a plus de trente ans, et que j'ai enseignée dans mes leçons pendant près de vingt années. Je la présente donc maintenant, non comme une idée nouvelle, mais comme une doctrine qui a eu déjà tout le temps de soulever une opposition considérable et d'acquérir aussi des partisans.

Concevoir que le sang est doué de la vie, lorsqu'il est en circulation, c'est peut-être aller jusqu'aux limites les plus reculées auxquelles l'imagination puisse atteindre sans s'égarer. Mais la difficulté naît simplement de ce que le sang est liquide, l'esprit n'étant point accoutumé à l'idée d'un liquide vivant. Cette notion peut donc être obscure au premier abord, et c'est une raison pour que je sois très circonstancié dans l'exposé que je vais en faire ; cependant les lumières que jettera sur elle la description que je donnerai de l'inflammation entraîneront peut-être la conviction avec plus de force que tout autre argument, lors même qu'il serait fortement soutenu par des faits. Il me paraît assez étonnant que cette idée n'ait pas frappé de bonne heure les médecins observateurs, attendu l'importance qu'ils ont accordée aux caractères extérieurs de ce liquide dans les maladies; il est probable, en effet, qu'aucune autre partie de l'économie animale n'exprime la maladie d'une manière plus précise que le sang. Et cependant, suivant eux, de tels signes seraient fournis par un liquide, comment l'appellerai-je? un liquide animal mort, sur lequel une maladie des solides aurait un effet si caractéristique! Je crois que c'est donner trop aux solides, et trop peu aux liquides. Quand on a pris suffisamment connaissance de toutes les circonstances qui concernent le sang, on n'éprouve plus autant de difficulté à concevoir que la vie réside en lui, et même, une fois cette idée conçue, je ne vois pas comment on peut penser qu'il en soit autrement, quand on considère que toutes les parties émanent du sang, que notre accroissement a en lui son point de départ, et que, s'il n'a pas la vie préalablement à cette opération, il faut alors qu'il l'acquière dans l'acte de la formation des parties; car personne ne nie la vitalité des parties, une fois qu'elles sont formées.

L'idée que nous nous faisons de la vie est tellement liée à celle d'un corps organisé, et surtout d'un corps organisé doué d'une action visible, qu'il faut imprimer un nouveau pli à l'esprit pour l'amener à concevoir que ces deux choses ne sont point inséparables. Ce n'est que depuis cinquante ans qu'on admet que le cal des os est doué de la vie.

Mais je tâcherai de démontrer que l'organisation et la vie ne dépendent pas le moins du monde l'une de l'autre; que l'organisation peut prendre naissance dans les parties vivantes et produire l'action, mais que jamais la vie n'a son origine dans l'organisation et n'en dépend. Un organe est un arrangement particulier de matière (quelle que soit d'ailleurs cette matière) qui est destiné à remplir un usage déterminé, et dont l'opération est mécanique: mais l'organisation seule ne peut rien, même dans les machines; il faut encore qu'il y ait avec elle quelque chose qui soit l'équivalent d'un principe vital, c'est-à-dire une force. Depuis longtemps je soupçonnais que le principe de la vie n'est pas entièrement limité aux animaux, c'est-à-dire, à la matière animale douée d'une organisation visible et d'un mouvement spontané, je concevais que le même principe devait exister aussi dans des substances animales qui ne possèdent point l'organisation et le mouvement apparents, et où il n'existe qu'une simple force de conservation.

Je fus porté à cette notion vers l'année 1755 ou 1756, lorsque je m'occupais de faire représenter par des dessins le développement du poulet dans le phénomène de l'incubation. Je remarquai alors que, dans tous les œufs qui éclosaient, le jaune, qui ne diminue point pendant le temps de l'incubation, était toujours parfaitement conservé jusqu'à la fin; et que la partie de l'albumine qui n'est pas consommée dans l'accroissement de l'animal, quelques jours

avant l'éclosion, était également conservée, bien
que ces deux substances fussent soumises à une
température de 103° Fahr., pendant trois semaines
dans l'œuf de poule, et pendant quatre dans celui
de cane. Cependant, si l'œuf n'éclosait pas, ces substances devenaient putrides à peu près à la même
époque où toute autre substance animale morte le
serait devenue. L'œuf est donc doué d'une force de
conservation propre, ou, en d'autres termes, du
principe simple de la vie. Voulant déterminer jusqu'à quel point l'œuf pourrait soutenir d'autres
épreuves tendant à démontrer en lui l'existence du
principe vital, je fis les expériences suivantes.

Ayant soumis un œuf récemment pondu à un
froid d'environ zéro (Fahr.) qui le gela, je le fis ensuite dégeler. Je pensais que cette opération devait
avoir détruit la force de conservation de l'œuf. Je
plaçai de nouveau cet œuf dans le mélange réfrigérant, conjointement avec un œuf fraîchement
pondu. La différence dans la durée de la congélation fut de 7 minutes et demie; l'œuf frais mit tout
ce temps de plus que l'autre à se geler.

Un autre œuf frais fut placé dans une atmosphère froide, variant entre 17 et 15° Fahr. Il lui
fallut plus d'une demi-heure pour se geler; mais,
après avoir été dégelé, il fut placé dans une atmosphère à 25° (Fahr.), c'est-à-dire, de neuf degrés
moins froide, et il se gela en moitié moins de temps:
cette expérience fut répétée plusieurs fois avec un
résultat semblable à peu de chose près.

Je fis les expériences suivantes dans le but de déterminer les températures relatives d'un œuf mort et d'un œuf vivant, et pour constater en même temps si un œuf vivant est soumis aux mêmes lois que les animaux les moins parfaits. Un œuf frais et un œuf qui avait été gelé, puis dégelé, furent placés dans un mélange réfrigérant à 15° Fahr. L'œuf dégelé descendit rapidement à 32° Fahr., se tuméfia et se congela. L'œuf frais s'abaissa d'abord à 29° et demi Fahr., et, 25 minutes après l'œuf mort, il remonta à 32°, puis il commença à se gonfler et à se geler. Cette expérience donna donc sur l'œuf frais un résultat semblable à celui qu'on obtient en agissant de la même manière sur la grenouille, l'anguille, l'escargot, etc., chez lesquels la vie permet l'abaissement de la température jusqu'à 2° ou 3° au-dessous du point de congélation, et résiste à tout abaissement ultérieur. Mais dans l'œuf, comme chez ces animaux, les forces de la vie sont épuisées par cet effort, et ensuite les parties se congèlent comme tout autre matière animale morte.

Ce principe n'appartient point exclusivement à la vie; on le retrouve dans plusieurs autres cas. On a observé que l'eau peut se trouver dans des conditions telles, que sa température puisse s'abaisser au-dessous du degré de la congélation sans qu'elle se gèle; mais qu'au moment même où elle commence à se geler, sa température s'élève à 32° Fahr, (c'est-à-dire, à zéro Réaumur).

Dans mes expériences sur la chaleur des végétaux, j'ai observé que la sève se gèle à 32° Fahr., lorsqu'elle a été retirée de ses vaisseaux; cependant l'hiver, au moment de la forte gelée. Il me mêmes descendre jusqu'à 15° Fahr., sans que la sève y fût gelée.

De ces expériences, il résulte que l'œuf récemment pondu a la puissance de résister à la chaleur, au froid et à la putréfaction, au même degré que plusieurs des animaux les plus imparfaits, qui, soumis aux mêmes expériences, présentent des phénomènes exactement semblables; et il est plus que probable que cette puissance émane du même principe, chez les uns et chez les autres.

Des expériences semblables ont été faites sur le sang. Une certaine quantité de sang ayant été gelée, puis dégelée, a été gelée de nouveau conjointement avec une même quantité de sang nouvellement recueillie sur la même personne, et la portion qui avait été gelée déjà une fois fut gelée beaucoup plus vite que le sang nouvellement tiré de ses vaisseaux.

Toutes les expériences que j'avais faites sur la congélation des animaux, dans le but de voir s'il était possible de rétablir les actions de la vie en faisant dégeler les sujets soumis à la congélation, avaient été exécutées sur des animaux entiers, et jamais je n'avais vu la vie revenir quand ceux-ci avaient été dégelés; je voulus donc déterminer jusqu'à quel point les parties sont semblables, sous ce rapport, à l'ensemble de l'économie vivante, d'autant plus qu'on avait affirmé, et même avec quelque autorité, que des parties du corps humain peuvent être gelées et recouvrer la vie ensuite; dans ce but, je fis les expériences suivantes sur un animal de la même classe que l'homme.

Dans le mois de Janvier 1777, je mêlai du sel et de la glace jusqu'à ce que la température produite fût environ de zéro (Fahr.), dans un vase muni, sur le côté, d'un trou par lequel j'introduisis l'oreille d'un lapin. Pour que la chaleur de cette partie fût enlevée aussi vite que possible, l'oreille fut tenue entre deux pièces de fer aplaties qui pénétraient plus avant que l'oreille dans le mélange réfrigérant. L'oreille resta dans le mélange à peu près une heure; au bout de ce temps, la partie qui plongeait dans le vase était devenue roide. Après qu'on l'eût retirée, on y fit des incisions, et il ne s'en écoula pas de sang. On en coupa avec une paire de ciseaux un fragment, qui tomba d'entre les lames comme un copeau dur. Bientôt après, l'oreille se dégela, commença à saigner, et devint tellement flasque qu'elle se repliait sur elle-même, ayant perdu son élasticité naturelle. Une heure après qu'on l'eût retirée du mélange, elle devint chaude, et cette chaleur augmenta d'une manière considérable; elle commença aussi à se tuméfier par suite de l'inflammation qui s'y alluma, tandis que l'autre oreille conservait sa température ordinaire. Le lendemain, l'oreille gelée était encore chaude; elle conserva sa chaleur et sa tuméfaction pendant plusieurs jours.

Environ une semaine après cette opération, le mélange réfrigérant contenu dans le vase étant le
même que dans l'expérience qui vient d'être décrite, j'introduisis par le même trou les deux oreilles du même lapin, et je les fis geler toutes les
deux. Cependant, l'oreille saine se gela la première,
probablement parce qu'elle était beaucoup plus
froide que l'autre au commencement de l'expérience, et aussi, peut-être, parce que ses forces vitales ne furent pas stimulées aussi facilement que
celles de l'autre. Après avoir été retirées, elles se
dégelèrent promptement toutes les deux et devinrent chaudes, et la seconde oreille se tuméfia comme
avait fait l'autre la première fois. Ces changements
ne s'opèrent pas toujours aussi promptement, car,
ayant soumis un autre lapin à la même expérience,
et ayant tenu son oreille dans le mélange réfrigérant jusqu'à ce qu'elle fût devenue aussi dure qu'une
planche, je remarquai qu'elle fut plus longue à se
dégeler que dans l'expérience précédente, et qu'il
s'écoula beaucoup plus de temps avant que sa température s'élevât; cependant, au bout d'environ deux
heures, elle devint un peu chaude, et le jour suivant sa chaleur était considérable, puis elle se
tuméfia.

Dans le printemps de l'année 1776, je remarquai
que les crêtes des coqs que j'avais à la campagne
étaient molles; que leur bord était uni, et qu'elles
étaient moins larges qu'auparavant, de sorte qu'il
semblait qu'on en eût excisé près de la moitié. Je

m'informai de la cause de cette particularité, et mon domestique me dit que cela avait été commun pendant l'hiver, au moment de la forte gelée. Il me fit observer que les crêtes avaient été en partie frappées de mort, et que la partie morte avait fini par tomber; la crête d'un de ces coqs était même tombée entièrement. Je ne pus m'assurer par moi-même de cette dernière circonstance, parce que le coq, par suite d'un accident, s'était brûlé et était mort. J'expliquai naturellement cette altération en admettant que les crêtes avaient été gelées au moment du grand froid et avaient en conséquence perdu leur vitalité. Je voulus éprouver par la voie expérimentale la solidité de mon raisonnement. J'essayai de geler la crête d'un jeune coq très fort; mais je ne pus geler de cette crête, qui avait beaucoup de largeur, que le rebord dentelé, dont les dents avaient bien un demi-pouce de long. Quant à la crête elle-même, comme elle était très épaisse et très chaude, elle résista au froid. Les parties gelées devinrent blanches et dures, et, lorsque j'en coupai un petit morceau, il ne s'écoula point de sang, et l'animal ne manifesta aucun signe de douleur. Je plaçai ensuite dans le mélange réfrigérant un des barbillons charnus du coq qui étaient très larges et très minces; il gela très facilement. Lorsque les parties gelées de la crête et le barbillon se dégelèrent, ils devinrent chauds, mais ils prirent une couleur pourpre, et avaient perdu la transparence qui persistait dans les autres parties de la crête et dans l'autre barbillon: la plaie de la crête saigna alors largement. jCes deux parties se rétablirent parfaitement dans l'espace d'un mois: la coloration naturelle reparut d'abord auprès des parties saines, et fit graduellement des progrès jusqu'à ce que le tout eût repris un aspect normal. Voyant que la congélation des solides et du sang ne détruisait la vie ni dans les premiers ni dans le second, qu'elle ne rendait point impossible le retour des actions liées à l'organisation, et qu'elle n'empêchait point le sang de recouvrer sa liquidité, je pensai qu'il devait en être de même de la vitalité de chaque partie du corps. Ainsi donc, ce qui affecte la vie dans une partie doit aussi l'affecter dans une autre, bien qu'à des degrés différents sans doute; car, dans ces expériences, le sang était dans les mêmes conditions que les solides, et il conserva sa vitalité, c'est-à-dire que, quand les solides et le sang eurent été gelés et ensuite dégelés, ils se trouvèrent capables d'accomplir leurs fonctions.

J'ai fait les expériences suivantes de la même manière sur des muscles vivants, afin de voir s'il en est pour les contractions des muscles vivants, après la congélation de ces muscles, comme pour la coagulation du sang.

Un muscle de la cuisse d'une grenouille ayant été enlevé avec une portion de son tendon, fut placé immédiatement entre deux pièces de plomb et exposé à un froid d'environ dix degrés au-dessous de zéro (Fahr.). Au bout de cinq minutes, il

fut retiré; il était alors entièrement dur et blanc.
Ayant été dégelé graduellement, il devint plus court
et plus épais que tandis qu'il était gelé; mais il ne
se contracta point lorsqu'on l'irrita; cependant, pour
peu qu'on l'allongeât mécaniquement, il se con-
tractait de nouveau, et l'expansion aponévrotique
qui le recouvrait présentait des rides: quand le
stimulus de la mort eut lieu, il devint encore plus
court.

Une portion longue de trois pouces fut prise sur
l'un des muscles droits du cou d'un jeune bœuf,
immédiatement après le coup qui venait de l'assom-
mer, et on l'exposa pendant quatorze minutes entre deux pièces de plomb à un froid au-dessous de
zéro (Fahr.). Après cet espace de temps, elle était
gelée au point d'être extrêmement dure, elle était
devenue blanche, et n'avait plus que deux pouces
de long. On la fit dégeler graduellement, et environ six heures après qu'elle eut été dégelée, elle se
contracta au point de ne plus avoir qu'un pouce
de longueur; mais, en l'irritant, on ne détermina aucun mouvement sensible de ses fibres.

Ainsi, les liquides de ces muscles furent gelés
de manière à faire cesser tout pouvoir de contraction dans leurs fibres, sans cependant détruire leur
vitalité, car, après qu'ils eurent été dégelés, ils ma-
nifestèrent la même vitalité qu'auparavant. Cela est
exactement semblable à ce qui a lieu quand on fait
geler du sang avant qu'il soit coagulé; le sang se
coagule ensuite après avoir été dégelé. Dans le

premier cas, si les muscles se contractent, et dans le second, si le sang se coagule, cela dépend de ce que la vie de la partie n'a pas été détruite.

Dans l'histoire de la coagulation de la lymphe, j'ai fait remarquer qu'une chaleur de 120° (Fahr.) fait naître cette action dans ce liquide: pour m'assurer si la contraction musculaire est semblable, sous ce rapport, au phénomène de la coagulation, j'ai fait l'expérience suivante.

Sur un mouton qui venait d'être tué, j'excisai, dès qu'on eut enlevé la peau, un fragment musculaire carré, qui fut ensuite divisé en trois morceaux dans la direction des fibres; ces trois morceaux furent plongés dans trois bassins pleins d'eau, à des températures différentes, savoir: l'un à 125° (Fahr.), environ 23° au-dessus de la température de l'animal; le second à 98°, température égale à celle de l'animal; et le troisième à 55°, environ 43° au-dessous de cette température. La portion musculaire placée dans le premier bassin, dont l'eau était à 125°, se contracta immédiatement, devint plus courte d'un demi-pouce que les deux autres, et se montra dure et roide. La portion placée dans le bassin dont l'eau était à 98°, commença à se contracter et à devenir roide au bout de six minutes; après vingt minutes, elle était presque aussi dure que la précédente; mais il y avait encore une différence. La portion placée dans le bassin dont l'eau était à 55°, commença, au bout de 15 minutes, à se raccourcir et à devenir dure; au bout de 20 minutes, elle était presque aussi courte et presque aussi dure que la seconde. Après vingt-quatre heures, elles offraient toutes trois la même longueur et la même rigidité.

On voit donc encore ici la coagulation du sang et la contraction des muscles se comporter de la même manière sous l'influence des mêmes circonstances, et cela, selon toute apparence, en vertu du même principe, la vie.

S'il était encore difficile de concevoir comment peut être doué de la vie un corps qui est à l'état liquide, dont les parties sont constamment en mouvement les unes sur les autres et changent sans cesse leurs rapports, soit les unes à l'égard des autres, soit avec les diverses parties du corps, et qui peut perdre une partie de sa propre substance sans être affecté lui-même et sans que l'économie le soit, voyons s'il est difficile aussi de concevoir un corps qui soit composé de telle sorte qu'il fasse un tout parfait de lui-même, n'ayant point de parties dissimilaires, et présentant dans une petite masse les mêmes propriétés que sous un gros volume. Enlever une certaine quantité d'un corps qui présente de telles conditions, ce n'est point le priver d'une partie constituante, c'est-à-dire, d'une partie dont l'existence du tout dépende, dont la présence soit nécessaire pour constituer le corps en question, c'est seulement retrancher une portion de la masse totale, ce qui n'empêche point que la masse restante ne présente les mêmes qualités que l'ensemble, et, sous ce rapport, il n'y a ici rien qui diffère de l'opération par laquelle on retranche d'un tout, quelle qu'en soit la nature, une quantité plus ou moins grande. On peut, sans efforts pour l'imagination, trouver une « illustration » parfaite des considérations qui précèdent, dans le phénomène de la réunion par première intention. La réunion par première intention est une harmonie sympathique immédiate qui naît entre des parties divisées, lorsqu'elles sont mises simplement en contact; c'est cette sympathie que j'appelle « sympathie de contiguïté ». Dans ce cas, il n'est pas nécessaire que les parties de même nature soient opposées les unes aux autres, car, s'il en était ainsi, l'harmonie, et par conséquent la réunion, ne se produiraient jamais. Il est seulement nécessaire que les deux parties soient vivantes, et qu'elles puissent être transportées définitivement d'un être vivant à un autre, sans qu'il en résulte aucune lésion pour l'un ou pour l'autre, c'est-à-dire sans exciter aucune irritation, et sans que l'ensemble cesse d'être aussi parfait qu'auparavant. Le corps ne peut point non plus être affecté par le mouvement d'une partie vivante sur une autre, parce que toutes ses parties sont semblables et en harmonie les unes avec les autres. Il en est exactement de même pour le sang: les mouvements qu'il exécute, soit sur lui-même, soit sur le corps, ne peuvent affecter ni le corps ni lui-même, parce que toutes ses parties sont semblables entre elles. C'est ce qui a lieu pour toute substance dont les propriétés dépendent de la com-

position intime, et non de la structure ou de la
configuration; en effet, l'eau est toujours de l'eau,
soit que ses parties se meuvent l'une sur l'autre,
soit qu'elles restent en repos; une petite portion de
ce liquide jouit des mêmes propriétés que la masse
totale, et est, dans le fait, un tout plus petit. Une
des grandes preuves de la vitalité du sang se puise
dans les circonstances qui affectent sa coagulation.

Pour le moment nous avons seulement à expliquer les principes sur lesquels ces circonstances
sont fondées, et il sera nécessaire jusqu'à un certain point de les récapituler. Mais ce qui sans doute
fera naître dans l'esprit la plus forte conviction.
ce sera l'application du principe de la vitalité du
sang à l'étude des maladies, et spécialement à celle
de l'inflammation. Tant que le sang circule, il est
soumis à certaines lois qui ne le régissent point
quand il n'est pas en circulation. Il a la faculté de
conserver sa liquidité; j'ai fait connaître ce fait
lorsque j'ai traité de la coagulation du sang; en
d'autres termes, le principe vital du corps a le pouvoir de conserver le sang dans l'état de liquide.
Ce phénomène n'est pas l'effet du mouvement seul;
car, chez les animaux dont la température est plus
basse, lorsque pendant l'hiver ils sont dans un état
presque semblable à la mort, que leur sang se meut
avec une extrême lenteur, et paraît se borner à
conserver la simple vie animale dans toute l'étendue
du corps et à entretenir la dépendance qui existe
entre le sang et le corps une fois formé, le sang

ne se coagule point pour accomplir ces objets. Si le sang n'était pas doué du principe vital, il serait à l'égard du corps vivant comme une matière étrangère. Le sang n'a pas seulement la vie pour lui-même, il est encore le soutien de la vie dans toutes les parties du corps, car, dès que la circulation s'arrête dans une partie quelconque, cette partie est prise immédiatement de gangrène. Or, cette gangrène n'est rien autre chose que la mort des tissus vivants par suite de la cessation du renouvellement du sang. Ce fait démontre qu'il n'est aucune partie du corps que l'on puisse considérer comme une substance vivante complète, capable de produire et de continuer la simple vie, sans le sang ; de sorte que le sang est une partie de l'ensemble, sans laquelle la vie ne commencerait ni ne serait continuée.

C'est une chose qui peut paraître extraordinaire au premier aspect, quand on considère que les parties, aussi bien que le tout, sont complètement formées en elles-mêmes et reçoivent des nerfs qui sont supposés donner la vie animale. Et pourtant cette partie vivante parfaite, ou ce tout vivant parfait, ne tarde point à mourir, par cela seul que le sang cesse de se mouvoir à travers les vaisseaux ; toutefois, je ne saurais dire lequel des deux meurt le plus promptement, ou du sang soustrait à l'influence du corps, ou du corps privé de sang. La vie est donc conservée par la réunion de ces deux éléments, et un animal n'est point parfait sans le sang. Mais cela ne suffit point encore; il faut que la vitalité du sang lui-même soit renouvelée, car, tandis qu'il entretient la vie dans les solides, il perd sa vie propre, ou devient incapable de soutenir celle du corps. Dans ce but, il faut qu'il soit doué du mouvement, et qu'il se meuve de manière à former un cercle complet, car c'est toujours le même sang qui circule, et, dans le cercle, tantôt il se montre saturé, si l'on peut ainsi dire, des forces vitales, tantôt elles lui manquent à un haut degré, parce qu'il les a cédées en visitant les différentes parties du corps. La vie est, en grande partie, plus forte ou plus faible, en proportion de ce mouvement; de sorte que le mouvement du sang peut être considéré, jusqu'à un certain point, comme une force primitive. Et non-seulement le sang est vivant en lui-même, mais il semble porter la vie partout. Cependant, ce n'est pas simplement le mouvement qui produit ce résultat; la vie est produite par les effets qui naissent du mouvement, ou qui surviennent consécutivement au mouvement. Il y a donc ici trois éléments, savoir: le corps, le sang et le mouvement, et c'est le troisième qui conserve l'union vitale entre les deux premiers, c'est-à-dire, qui entretient la vie dans l'un et dans l'autre. Ces trois éléments constituent un ensemble complet duquel naît un principe de mouvement spontané, un mouvement qui se dépense entièrement dans la machine, et que l'on peut considérer comme formant un cercle pour le soutien de l'ensemble; car le corps meurt sans le mouvement du sang sur le corps, et le sang meurt sans le mouvement du corps sur le sang, et cela probablement au bout d'un temps à peu près égal de part et d'autre.

Je viens de considérer le sang dans sa combinaison avec le corps et le mouvement, combinaison dans laquelle nous voyons qu'il conserve sa liquidité et maintient la vie dans le corps; mais sa liquidité n'est nécessaire que pour le mouvement au moyen duquel il porte la vie, et la continuation de la vie est due probablement à ce qu'il se coagule et devient un solide; tel est, au moins, le mécanisme par lequel il soutient le corps. Toutefois, cette opération exige le repos, soit que le sang s'extravase, soit qu'il se trouve retenu dans les vaisseaux jusqu'à ce que sa circulation n'ait plus aucune utilité, ou jusqu'à ce qu'il puisse remplir quelque office utile par sa coagulation, comme cela a lieu dans la gangrène. Sous l'influence de l'une ou de l'autre de ces circonstances, il devient un corps solide; car, du moment qu'il est au repos, il commence à se solidifier, et il se transforme en telle ou telle substance, suivant la nature du stimulus des parties environnantes, stimulus qui fait naître l'action dans le coagulum, et le porte à former au dedans de lui-même du sang, des vaisseaux, des nerfs, etc.

La coagulation est le premier degré des actes utiles du sang dans la constitution; elle a sa source dans le principe vital de ce liquide; en effet, si ce principe est détruit, le sang ne se coagule point, du moins naturellement, car je fais abstraction ici de toute coagulation chimique.

Je vais maintenant chercher à prouver que la coagulation de la lymphe coagulante présente quelque analogie avec l'action des muscles, qui, comme on sait, dépend de la vie, et fournit une des plus fortes preuves de son existence. Quoique le phénomène de la coagulation, considéré en lui-même, ne soit pas semblable à l'action musculaire, si l'on peut démontrer qu'ils sont soumis tous deux aux mêmes lois, il sera raisonnable de conclure que c'est le principe primitif qui agit dans les deux cas. Quand j'ai décrit la coagulation de la lymphe, j'ai fait remarquer que le froid ne la produit point, et j'ai soutenu cette opinion par plusieurs expériences; en même temps, j'ai cité une expérience de Hewson, qui était destinée à prouver la même chose, et qu'il regardait comme décisive, mais qui ne me paraît en rien affecter son hypothèse. J'avais fait souvent cette expérience, dans une autre intention, c'est-à-dire, pour mettre en lumière le principe vital du sang, et sous ce rapport elle me paraît assez concluante, surtout si on la compare à des expériences semblables, pratiquées sur des muscles vivants.

La coagulation du sang étant un phénomène naturel, et tous les phénomènes naturels ayant leur temps d'action, à moins qu'ils ne soient soumis à l'influence de quelques causes excitantes, puisque le froid n'est pas une cause de coagulation pour le sang, même lorsqu'il est en dehors de la circulation, ce liquide peut être gelé beaucoup plus vite qu'il ne peut se coaguler; et, par suite du changement qu'il subit ainsi, sa faculté de coagulation est suspendue. Pour prouver cette assertion par l'expérience, je pris un vase de plomb à parois minces, à fond plat, et d'une certaine largeur; je le plaçai dans un mélange réfrigérant au-dessous de zéro (Fahr.), et, ayant ouvert une veine, j'y recueillis autant de sang qu'il en fallait pour en couvrir le fond: le sang se gela immédiatement; puis, quand il fut dégelé, il redevint liquide, et se coagula aussi vite, je crois, qu'il l'eût fait s'il n'avait pas été gelé.

Parmi les phénomènes que présente le sang, la coagulation étant celui qui peut être comparé avec l'action de la vie dans les solides, étudions plus profondément la propriété en vertu de laquelle il se coagule, et voyons si elle peut être détruite: si cette destruction est possible, nous rechercherons ensuite si l'on peut, par les mêmes moyens, détruire la vie dans les solides, et si, dans les deux cas, les effets produits sont à peu de chose près semblables. L'action de l'électricité peut empêcher le sang de se coaguler; la foudre produit souvent le même effet. On observe cette inaptitude du sang à se coaguler après certains genres de mort, et elle se produit dans quelques-unes des opérations naturelles de l'économie. Je vais maintenant examiner toutes ces circonstances particulières.

Chez les animaux tués par la foudre, et chez ceux qu'on tue au moyen de l'électricité, les muscles ne se contractent point. Cela provient de ce que la mort est produite à l'instant même dans les muscles, qui, en conséquence, ne peuvent plus être affectés par aucun stimulus, et, en particulier, par le stimulus de la mort. Dans ces cas, le sang ne se coagule point. Chez les animaux que l'on chasse à courre avec beaucoup de vigueur, et que l'on tue dans cette chasse, ou, ce qui produit un effet encore plus évident, chez ceux que l'on court jusqu'à la mort, les muscles ne sont point contractés, et le sang ne se coagule point. Cet effet, tant pour les muscles que pour le sang, est en proportion de l'intensité de la cause.

Je fis courir deux daims jusqu'à ce qu'ils vinssent à tomber de fatigue et à mourir. Chez aucun des deux les muscles n'étaient contractés ni le sang coagulé.

Il est plusieurs genres de mort après lesquels on ne voit ni les muscles se contracter, ni le sang se coaguler. Dans quelques cas, les muscles se contractent, tandis que le sang reste liquide; dans quelques autres, c'est le contraire; dans d'autres enfin, le sang se coagule seulement jusqu'à la consistance de crème.

Un coup violent porté sur l'estomac tue immédiatement; alors les muscles ne se contractent point et le sang ne se coagule point. Les morts qui sont de nature à empêcher soit la contraction des muscles, soit la coagulation du sang, sont, je crois, toujours subites. La mort qui est causée par un accès subit de colère est de cette espèce. Dans tous ces cas, le corps se putréfie peu de temps après la mort. Dans beaucoup de maladies, si l'on observe avec soin, on trouve cette corrélation entre les muscles et le sang; en effet, dans les cas où il y a une grande énergie d'action, les muscles se contractent énergiquement après la mort, et le sang se coagule fortement.

Je ne pense pas qu'il soit nécessaire de rapporter des exemples particuliers des effets de chacune de ces causes; il suffit que j'affirme que je les ai tous vus. Il est une évacuation sanguine naturelle, la menstruation, dans laquelle le sang ne ressemble ni au sang tiré d'une veine de la même personne, ni à celui qui s'extravase, par l'effet d'une lésion accidentelle, dans toute autre partie du corps, mais constitue une espèce de sang modifié, séparé ou rejeté de la masse commune par une action des vaisseaux de l'utérus, action qui paraît semblable à celle de la sécrétion, et par laquelle le sang perd le principe de la coagulation, et, je le suppose, sa vitalité.

La déduction naturelle de tous ces faits et de toutes ces considérations me paraît parfaitement claire; il est impossible de ne pas la saisir.

Ce principe vital du sang, que je me suis efforcé de démontrer semblable dans ses effets au principe vital des solides, doit son existence à la même matière qui appartient à ce dernier, c'est-à-dire, au « materia vitæ diffusa », dont chaque partie de l'économie vivante a sa part. Cette matière est, en quelque sorte, répandue dans tous les solides et dans tous les liquides; elle en est une partie constituante nécessaire, et forme avec eux un tout parfait; c'est à elle qu'ils doivent leur force de conservation, leur susceptibilité pour les impressions; elle leur donne, en raison de leur structure, leur action réciproque consécutive. C'est cette matière qui compose principalement le cerveau; or, lorsqu'il y a un cerveau, il faut nécessairement qu'il y ait des parties qui le mettent en connexion avec le reste du corps: ce sont les nerfs; et, comme les usages des nerfs sont de continuer, et, par conséquent, de porter l'impression ou l'action du « materia vitæ » qui est répandu dans tout le corps à celui qui est amassé dans le cerveau, ces parties de communication doivent nécessairement être de la même matière; car toute autre matière serait impropre à continuer la même action.

On voit que les nerfs ne portent rien de matériel, soit du cerveau au corps, soit du corps au cerveau; car, s'il en était ainsi, il ne serait pas nécessaire que les nerfs fussent composés de la même substance que le cerveau. Cette dernière circonstance est un puissant motif pour qu'on admette qu'ils ne font que continuer l'action qu'ils reçoivent à l'une ou à l'autre de leurs extrémités.

Le sang possède le « materia vitæ » au même de-

gré que les solides; telle est la source de l'harmonie qui règne entre eux et lui. Or, comme toute
partie douée de ce principe est susceptible de devenir, par le simple contact, le siège d'une affection
sympathique, affection que je désigne par le nom
de « sympathie de contiguïté », et en vertu de laquelle les parties qui se touchent s'affectent l'une
l'autre, il en résulte que le sang et les solides de
l'économie sont susceptibles de s'affecter récipro-
quement; et ce lien sympathique rend compte de
l'influence que le sang exerce sur les solides, et
les solides sur le sang. Le sang, qui est évidemment composé des mêmes matériaux que le corps,
qui est doué des mêmes forces vitales, mais qui,
à raison de sa mobilité, n'a aucune communication
avec le cerveau, offre une des preuves les plus solides que le « materia vitæ » fait partie de la composition du corps, indépendamment des nerfs, et il
ressemble sous ce rapport aux animaux des classes inférieures qui n'ont point de nerfs, et où tous
les autres principes de l'animalité sont répandus
dans tout l'ensemble. Cette opinion ne peut être
démontrée par des expériences; mais je crois que
l'observation de chaque jour nous montre que le
principe vital du corps agit exactement d'après les
mêmes lois que le cerveau. Chaque partie du corps
est susceptible d'impression, et en vertu de cette
propriété le « materia vitæ » de chaque partie devient le siège d'une action, qui, si elle est continuée
jusqu'au cerveau, produit la sensation; mais le

« materia vitæ » doit être nécessairement de telle nature, qu'il ne fasse naître dans la partie qui reçoit l'impression que les actions dont elle est susceptible, en raison d'ailleurs de l'espèce d'impression ; c'est ainsi qu'agit le cerveau ou l'esprit. Le corps cesse d'être sensible à l'impression par l'habitude, il en est de même pour le cerveau ; il continue l'action par habitude, le cerveau également. Le corps, ou une partie quelconque du corps, a le souvenir des impressions anciennes quand il est soumis de nouveau à ces mêmes impressions : c'est ce qui a lieu pour le cerveau ; mais il n'a pas la mémoire spontanée comme le cerveau, parce que le cerveau est de lui-même un tout complet, et que, par conséquent, ses actions sont complètes en elles-mêmes. Le « materia vitæ » du corps étant disséminé, et faisant seulement partie du corps dans lequel il existe, n'agit probablement, dans chaque partie, que pour cette partie seule. Le corps, pris dans son ensemble, ne peut pas même être considéré comme un tout, comme constituant ce qu'on pourrait appeler un organe, l'action d'un organe ayant toujours une destination étrangère à l'organe lui-même ; mais il n'en est point ainsi pour le cerveau.

Le cerveau est une accumulation du « materia vitæ », qui, ici, n'est point réparti à une substance quelconque pour l'usage de cette substance, mais qui constitue en lui-même un organe dont les actions ont pour objet des fonctions qui ne s'appli-

quent point à lui, comme de recevoir, par le moyen
des nerfs, le nombre immense d'actions variées qui
naissent de l'impression et de l'habitude dans le
« materia vitæ diffusa » de combiner ces actions et
de distinguer la partie d'où elles viennent. L'esprit
est constitué par l'ensemble de ces actions, qui,
en raison du résultat, réagissent de manière à produire en retour une impression plus ou moins marquée sur le « materia vitæ » du corps, et à faire
naître consécutivement des actions dans telle ou
telle partie. Le cerveau est donc subordonné au
corps quant à ses impressions propres, qui constituent la « sensation »; l'action qui en est la conséquence est l' « action » de l'esprit. Le corps, de
son côté, relativement à l'impression qui le met en
action, est subordonné à la conséquence de cette
perception, ou à l'effet de l'esprit, que l'on nomme
la « volonté ». Mais cette sensation et cette action
ne se dépensent pas directement sur le corps; elles
sont destinées à d'autres usages, et on les appelle
« volontaires ».

Le mode de composition de la matière ne confère
point à lui seul la vie, car le corps, après la mort,
présente la même composition que pendant la vie.
La vie est une propriété que nous ne comprenons
point; nous ne pouvons voir que les degrés nécessaires qui y mènent.

Si les nerfs conféraient la vitalité aux solides,
soit par eux-mêmes, soit par leur connexion avec
le cerveau, comment un solide pourrait-il continuer

à vivre après la destruction du nerf qui s'y rend, ou, mieux encore, quand il est paralysé? car la nutrition de la partie continue à s'accomplir, bien que ce ne soit pas d'une manière aussi complète que lorsque l'action volontaire existe: et le principe de cette nutrition, c'est le sang; en effet, privez cette partie du sang, elle se gangrène.

Dans le temps de la grossesse, l'utérus acquiert une augmentation de substance et de volume, et dépasse bien de cinquante fois ses conditions naturelles, et cet accroissement se fait par l'addition d'une matière animale vivante, qui est susceptible d'action dans sa structure intime. Je pense qu'on peut admettre que l'action de l'utérus est alors plus que doublée, car l'action de chaque partie de ce viscère prise isolément a subi une augmentation considérable, qui s'élève au delà de son accroissement de volume. Cependant nous voyons que les nerfs de cette partie ne sont pas augmentés le moins du monde. Ce fait démontre que les nerfs et le cerveau ne sont pour rien dans les actions des parties, tandis que les vaisseaux, dont les usages sont évidents, s'accroissent en proportion de l'augmentation de volume des parties auxquelles ils se distribuent. S'il en était ainsi pour les nerfs, nous eussions raisonné d'après l'analogie. Il est probablement impossible d'assigner l'époque précise à laquelle le sang commence à devenir vivant. Est-ce quand il est encore à l'état de chyle, ou bien le principe vital ne se surajoute-t-il qu'au moment où le chyle, s'unissant avec le sang qui est déjà en circulation, reçoit sa part de l'influence des poumons? Toutefois. je suis porté à croire que le chyle lui-même est vivant, car il se coagule quand il est extravasé; il jouit de la même faculté que le sang de se séparer en ses principes constituants, et il reçoit sa force d'action dans les poumons, comme le sang veineux. Ce phénomène (l'action de l'air sur le chyle) me paraît semblable à celui qui consiste dans l'influence que le mâle et la femelle exercent sur un œuf, qui a besoin d'air et d'une chaleur convenable pour que le principe d'action y soit produit, et à celui dans lequel le sang veineux, en traversant les poumons, reçoit une vitalité nouvelle, qu'il communique au corps.

Voulant prouver que le chyle a la puissance d'action en lui-même, ainsi que le sang, j'ai fait l'expérience suivante.

Ayant ouvert l'abdomen d'un chien, je fis une ponction à l'un des vaisseaux lactés les plus volumineux, à la naissance du mésentère, et il s'en écoula une assez grande quantité de chyle. Je mis alors cette partie en contact avec une autre partie du mésentère, afin de voir si elles s'uniraient, comme cela a lieu par l'intermédiaire du sang extravasé; mais aucune adhérence ne s'effectua. Toutefois cette expérience, bien qu'exécutée deux fois, n'est point concluante: car les expériences de ce genre, dans lesquelles on agit sur le sang, ne réussissent pas toujours.

Puisque le sang, ainsi qu'il a été dit, se transforme en un solide quand il est extravasé dans
l'intérieur du corps, on doit en conclure que ce phénomène répond à quelque usage important; car si
le sang ne pouvait être utile qu'à l'état liquide, la
nature ne se serait pas autant occupée de sa solidification. Il me paraît évident que la liquidité du
sang n'a pas d'autre objet que le mouvement de
ce liquide, et qu'il ne se meut que pour porter la
vie et des matériaux vivants à toutes les parties
du corps. Ces matériaux, parvenus à leur destination, deviennent solides; de sorte que l'objet final
du sang, comme sang, c'est sa solidification.

On peut dire que le sang est extravasé, dans le
moment où, en vertu de l'acte naturel de la nutrition, il ajoute à la masse totale du corps ou
opère la réparation d'une partie, bien que ces phénomènes ne rentrent point dans l'idée qu'on se fait
généralement de l'extravasation du sang: ce qu'on en-
tend ordinairement par ces mots, c'est l'écoulement
du sang hors de ses vaisseaux, soit consécutivement à une lésion traumatique, soit par suite d'une
maladie des vaisseaux, d'où il résulte que le sang
devient accessible à la vue. L'extravasation du sang,
même dans cette acception, a son but d'utilité,
par suite de la coagulation de ce liquide, quoiqu'il
arrive trop souvent qu'elle produise une perte de
sang trop considérable. La cause vulnérante ne
calcule point le volume du vaisseau lésé, de manière
que la quantité de sang extravasée soit en rapport

exact avec ce que réclame la lésion; mais la nature a sagement préparé un emploi à l'excès de sang qui s'écoule.

L'extravasation du sang étant l'effet de la solution de continuité des parois d'un vaisseau, elle sert à la réunion des parties divisées de ce vaisseau. Lorsque, indépendamment du vaisseau, d'autres parties solides se trouvent divisées, comme dans la fracture d'un os, le sang devient un moyen d'union entre ces parties; c'est ce qu'on peut appeler « réunion par première intention » : ce n'est point l'union des deux parties divisées l'une avec l'autre, mais celle de ces parties avec le sang extravasé et interposé entre elles. De sorte que ce qui constitue la réunion par première intention, c'est l'union des parties divisées avec le sang.

Le sang, ainsi extravasé, forme des vaisseaux dans son épaisseur, ou bien reçoit, de la surface divisée, des vaisseaux qui pénètrent dans sa substance en s'allongeant par une sorte de végétation, ainsi que cela a lieu, selon toute apparence, dans le développement des granulations. Toutefois, je pense que le coagulum a, sous l'influence de la nécessité, la puissance de former dans son épaisseur des vaisseaux qui naissent de sa propre substance; en effet, ainsi que je l'ai déjà fait observer, le caillot sanguin, quoique non organisé, présente cependant une forme, une structure ou un arrangement particulier, en vertu duquel il contracte une action nécessaire, qui me paraît avoir quelque ressemblance avec l'action musculaire. Je crois être parvenu à injecter ce que je présumais être le commencement d'une formation vasculaire dans un coagulum sanguin, dans des cas où le coagulum ne pouvait recevoir aucun vaisseau des parties environnantes. En injectant l'artère crurale d'un moignon, après une amputation du membre inférieur au-dessus du genou, j'ai rempli un caillot de forme conique qui était situé dans le bout de l'artère, comme si ce caillot eût été celluleux; mais il n'y avait aucune structure vasculaire régulière. Quand je compare cette apparence avec celle que produit quelquefois une inflammation violente sur certaines surfaces, où l'on voit le sang rouge extravasé former des espèces de taches en forme d'étoile, qui, après l'injection, offrent un aspect semblable à celui que je viens de décrire dans le coagulum en question, et à ce qu'on observe dans le développement des vaisseaux des membranes du poulet, pendant lequel on peut voir, au delà de la surface occupée par les vaisseaux réguliers auprès du poulet, une série de taches semblables à celles que produit l'extravasation du sang, qui au bout de quelques heures deviennent vasculaires, je suis porté à admettre que ces diverses substances ont la faculté de former des vaisseaux dans leur épaisseur, et qu'elles agissent en vertu du même principe. Mais, dans les cas où le caillot sanguin peut s'unir immédiatement avec les parties qui l'environnent, ou bien il reçoit des vaisseaux de la surface avec laquelle il est en

contact, ou bien il forme d'abord, au niveau du
point d'union, des vaisseaux qui se mettent en communication avec ceux de la surface voisine, et ces
vaisseaux pénètrent de plus en plus profondément,
ou donnent naissance à des vaisseaux de plus en
plus profonds, jusqu'à ce que tous ces vaisseaux
se rencontrent dans la partie centrale du coagulum. Si cette formation vasculaire s'opère par le
mécanisme indiqué le premier, c'est-à-dire si des
vaisseaux provenant des surfaces environnantes pénètrent dans le caillot, il est possible, dans les cas
de lésion traumatique, que ce soient les vaisseaux
divisés qui se prolongent dans l'épaisseur du caillot; et lorsqu'un coagulum ou une extravasation de
lymphe coagulable est épanché entre deux surfaces (saines) qui ne sont que contiguës, il est possible que ce soient les vaisseaux exhalants de ces
surfaces qui constituent alors l'appareil vasculaire
de la nouvelle partie. De quelque manière que ces
vaisseaux se rencontrent au centre du coagulum,
ils s'embrassent à l'instant même et s'unissent par
inosculation. Or, ce phénomène se conçoit parfaitement et facilement au sein des parties vivantes,
mais non dans d'autres conditions.

Comme le coagulum, soit qu'il se trouve entièrement formé par du sang, soit qu'il se compose seulement de lymphe coagulante, possède, dans sa constitution intime, le « materia vitæ », qui est la cause
de toutes les actions ci-dessus décrites, il se met
bientôt en communication avec l'esprit ou le sen-

sorium, en formant des nerfs dans son tissu. Les nerfs n'ont pas la faculté de s'allonger, comme nous le concevons pour les vaisseaux; car on sait que la réunion d'un nerf divisé, lorsqu'un fragment en a été enlevé, se fait au moyen d'un caillot sanguin qui vient s'interposer entre les deux bouts du nerf, et que la texture de ce coagulum, qui se modifie graduellement, se rapproche de plus en plus de celle des nerfs, dont il remplit, par conséquent, de plus en plus la fonction; transformation qui présente quelque ressemblance avec la transformation graduelle du sang en tissu osseux dans les fractures.

Il paraît donc que le sang remplit deux usages dans l'économie animale: l'un est le soutien ou le renouvellement « support » de la substance même du corps, après la formation de celui-ci; l'autre est le soutien ou la continuation « support » des différentes actions du corps.

§ VII. *De quelques expériences isolées sur le sang.*

J'ai plutôt conçu qu'exécuté d'une manière complète les expériences suivantes, et ce sont des sujets que je n'ai fait qu'effleurer; mais, comme je n'ai pas le temps de poursuivre ces expériences de manière à pouvoir arriver à quelque résultat général, j'ai pensé qu'il valait mieux signaler ce qui, dans mon opinion, doit être fait, que de passer entièrement ces notions sous silence.

Je voulais savoir si le sang qui, dans sa coagulation, se recouvre d'une couenne inflammatoire, se putréfie moins vite que celui qui se coagule sans en présenter. Je concevais, en effet, que l'énergie de la coagulation du sang pouvait être assimilée à l'énergie de la contraction musculaire, et donner comme elle une plus grande force de résistance à la putréfaction. Dans ce but, je fis faire les expériences suivantes.

On tira du bras quatre onces de sang ; le caillot se recouvrit d'une couenne inflammatoire et se forma en coupe. Le même jour, on tira du bras d'un autre sujet quatre onces de sang qui, en se coagulant, ne présenta aucune couenne inflammatoire à sa surface. On conserva ces deux quantités de sang, afin de voir laquelle des deux résisterait le plus longtemps à la putréfaction. Le quatrième jour, le sang privé de couenne était putréfié ; mais le sang couenneux ne se putréfia que le septième jour. Ici, le sang inflammatoire fut celui qui se conserva le plus longtemps ; mais, cette expérience ayant été répétée, il ne paraît pas, en somme, qu'il y ait une différence bien marquée.

Afin de voir si le sang d'un jeune sujet se putréfie plus ou moins vite que celui d'un sujet âgé, je fis faire les essais suivants.

Le 24 juin, une certaine quantité de sang fut tirée des veines d'une femme âgée de vingt ans ; après

la coagulation, ce sang présentait une couenne inflammatoire à sa surface. Le même jour on enleva
à une femme âgée de 60 ans une pareille quantité
de sang, dont le coagulum se montra également
couenneux. Ces deux quantités de sang furent conservées. Le sang de la vieille femme se putréfia en
deux jours; celui de la jeune femme resta parfaitement intact jusqu'au cinquième jour, époque à
laquelle il commença à exhaler une odeur désa-
gréable; il resta encore deux jours dans cet état,
et ensuite répandit l'odeur ordinaire du sang putréfié. Plusieurs expériences semblables furent faites dans le courant de l'été, et, dans toutes, le sang
des jeunes sujets se conserva intact plus longtemps
que celui des personnes âgées.

En octobre 1790, par une basse température, on
tira environ six onces de sang à deux hommes dont
l'un avait soixante-quinze ans et l'autre quatre-
vingt-trois. Le sang de l'un et de l'autre resta intact jusqu'au cinquième jour; mais, le sixième, les
deux quantités de sang exhalaient également l'o-
deur de putréfaction, résultat qui s'accorde avec
ceux des expériences précédentes.

Pour constater lequel, du sang récemment tiré
de ses vaisseaux ou du sang coagulé, perd le plus
promptement sa chaleur, on chauffa quatre onces
de sang, après la coagulation, jusqu'à ce que le
mercure d'un thermomètre placé au milieu du caillot marquât 98° Fahr. Le thermomètre fut alors
placé dans une quantité égale de sang, immédiate-

ment après sa sortie de la veine, et dans ce dernier le mercure s'arrêta à 90°. Ces deux quantités de sang furent placées l'une à côté de l'autre, et le thermomètre fut plongé alternativement dans l'une et dans l'autre, afin qu'on pût voir comment elles perdaient leur chaleur.

	sang coagulé.	sang récemment tiré.
Au commencement de l'expérience , .	98° Fahr.	90°
Après deux minutes	97	89
Après quatre minutes de plus	93	88
Après deux minutes de plus	92	87
Après deux minutes de plus . . : . . .	91	86

Cette expérience n'a pas été faite d'une manière correcte; il aurait fallu que les deux sangs fussent à la même température; car plus un corps est chaud et plus il perd rapidement sa chaleur par le contact d'un corps plus froid; cependant je crois que le sang coagulé perdit sa chaleur plus vite que le sang liquide.

Voulant savoir si l'on peut appliquer au sang un stimulus au moyen duquel on puisse le faire se coaguler plus vite qu'il ne le fait naturellement, je prescrivis l'expérience suivante.

On tira trois onces de sang à un jeune garçon d'environ dix ans, et immédiatement après, le vase fut placé dans de l'eau chauffée à 150° Fahr. Au même moment, on tira au même enfant une quantité égale de sang dans une autre coupe qui fut placée dans de l'eau seulement à 48°. La première portion se coagula complètement dans l'espace de cinq minutes, mais la dernière resta entièrement liquide pendant vingt minutes; alors elle commença à se coaguler, et sa coagulation n'était pas complète cinq minutes plus tard. Lorsqu'on examina ces deux portions de sang au bout d'une heure, le sang qui s'était coagulé le plus vite parut avoir plus de sérum et moins de coagulum que l'autre; mais le lendemain matin la quantité de sérum était la même pour l'un et pour l'autre, et les deux coagulum étaient d'égal volume.

Cette expérience démontre qu'une température plus élevée que la température naturelle du corps agit comme un stimulus sur le sang et le fait se coaguler beaucoup plus rapidement que ne fait le froid, quoique le coagulum ne soit pas plus ferme. Cette chaleur agit sur le sang non comme chaleur, mais seulement comme stimulus; car, si elle eût agi comme chaleur, elle eût aussi coagulé le sérum, ce qui n'eut point lieu.

Cette expérience, ou une pareille, comparée avec une expérience semblable faite sur des muscles vivants, constitue une des preuves qui ont été avancées en faveur de la vitalité du sang.

Je voulus savoir si le sang, après avoir été mêlé avec diverses substances qui paraissent empêcher la coagulation, et qui lui sont ajoutées sous forme de solution concentrée, redevient susceptible de se coaguler quand il est étendu d'eau.

Dans le mois de décembre, une once de sang, immédiatement après sa sortie du bras, fut mêlée avec une livre d'eau. Ce mélange était destiné à servir de terme de comparaison pour juger les autres. Une nouvelle quantité de sang fut tirée de la même personne au même moment, et mêlée avec une forte solution de sel de Glauber; cette addition fit passer la couleur du sang au rouge vermeil, et empêcha la coagulation. Ainsi donc, une forte solution de sel de Glauber a la propriété d'empêcher la coagulation du sang. Dix minutes après qu'on eut fait ce mélange, on en prit une demi-once qu'on mêla avec une livre d'eau; une demi-heure après, une autre demi-once fut mêlée avec une livre d'eau; au bout d'une heure le même mélange fut fait de nouveau, puis au bout de deux heures; on laissa reposer tous ces mélanges pendant vingt-quatre heures. A cette époque, le mélange de sang pur et d'eau avait déposé un sédiment noir considérable, et tenait en suspension un sang d'une couleur claire, qui avait commencé à se précipiter, de manière à laisser la couche supérieure du liquide parfaitement transparente et d'une belle couleur rouge. Les différentes portions du sang qui avaient été mêlées d'abord avec du sel, puis avec de l'eau, offraient un nuage entièrement semblable à celui que présentait le mélange d'eau et de sang pur, mais il n'y avait aucune espèce de sédiment au fond du vase; ce nuage se précipita graduellement, et laissa les couches supérieures du liquide d'une belle couleur rouge et tout à fait transparentes. A cette époque, savoir, vingt-quatre heures après le mélange du sel avec le sang, une autre demi-once de ce sang fut mêlée avec une livre d'eau, et le jour suivant les apparences étaient exactement semblables à celles qui viennent d'être décrites. Le sédiment fourni par le sang pur était très probablement de la lymphe coagulante; et, comme il n'y en avait point dans les autres mélanges, il est très vraisemblable que dans ces derniers la lymphe ne s'était point coagulée.

Les substances médicamenteuses produisant des effets très prononcés sur la constitution quand elles passent dans la circulation, soit par l'estomac, soit par la peau, je voulus savoir quel effet elles peuvent produire sur le sang, en ce qui concerne le phénomène de la coagulation et l'énergie de ce phénomène.

Deux onces de sang furent tirées du bras et recueillies dans un vase, comme terme de comparaison sous le rapport de la coagulation naturelle. Deux autres onces furent reçues dans un autre vase, et on y ajouta une once d'eau. L'objet de cette addition était de mettre ce sang dans les mêmes conditions, sous le rapport de la présence de l'eau, que le sang employé dans les autres essais comparatifs, de telle sorte que la différence, s'il y en avait, dut être attribuée à la substance mêlée au sang, indépendamment de l'eau. Deux autres onces de sang furent reçues dans un autre vase, et on y ajouta une once de décoction de quinquina.

Ces diverses quantités de sang furent prises sur la même personne, l'une après l'autre, dans l'ordre où elles sont indiquées ici. Au bout de six minutes, celui qui avait été mêlé avec la décoction de quinquina forma un coagulum mou; après douze minutes, le sang tiré le premier se coagula; le coagulum du sang tiré le premier et celui du sang tiré le second étaient également fermes, parce que l'eau mêlée au second avait été chassée hors du caillot en même temps que le sérum; mais le caillot du sang mêlé avec la décoction de quinquina l'était beaucoup moins. Il paraît, d'après ces expériences, que l'eau hâte un peu la coagulation, mais qu'elle ne rend le caillot ni plus ferme ni plus mou dans sa texture.

Dans les expériences suivantes, le sang fut reçu en totalité dans un seul vase, et agité avant d'être mêlé avec les différentes substances. On avait ainsi pour but de mettre les trois portions de sang exactement dans les mêmes conditions.

Deux onces de ce sang furent versées dans un vase comme type de la coagulation naturelle. Deux autres onces furent versées dans un autre vase, et on y ajouta deux onces d'eau, comme dans l'expérience précédente. Deux autres onces furent mêlées avec deux onces de décoction de quinquina. Au bout de douze minutes, les deux premiers sangs étaient coagulés, et les deux caillots étaient également fermes; après quatorze minutes, le sang mêlé à la décoction de quinquina se coagula, mais le coagulum était très mou. Les trois caillots ayant été comparés le lendemain, celui qui avait été mêlé avec la décoction de quinquina se montra de beaucoup le moins ferme.

Cette expérience fut répétée, et le résultat fut à peu de chose près le même; elle prouve qu'en mêlant le sang avec l'eau, même à parties égales, on ne change ni l'époque de la coagulation, ni la fermeté du caillot, mais que l'addition de la décoction de quinquina modifie évidemment ces deux circonstances.

Une certaine quantité de sang fut tirée du bras et recueillie dans un bassin; on l'agita, et ensuite on la mêla avec différentes infusions, de la manière suivante.

Deux onces de sang furent mêlées avec deux onces d'infusion de racine de columbo; deux autres, avec deux onces d'infusion de gentiane; deux autres avec deux onces de solution aqueuse d'opium; et deux autres furent conservées sans mélange dans un vase. Les portions de sang qui avaient été mêlées avec les infusions amères, et le sang non mélangé, se coagulèrent en même temps, savoir, au bout de six minutes; la portion unie à l'infusion de gentiane donna un caillot plus ferme que celle qui avait été unie à l'infusion de racine de columbo, mais seulement égal, sous ce rapport, à celui du sang non mélangé. Le sang qui avait été mêlé avec une solution d'opium ne se coagula qu'au bout de douze minutes, et le coagulum était très mou.

Cette expérience ayant été répétée, le résultat fut exactement le même.

§ VIII. *De la présence de substances étrangères dans le sang.*

Tout ce qui est dissous dans le sang doit être seulement à l'état de mélange dans ce liquide, et non chimiquement combiné avec lui; autrement la nature même du sang serait altérée, et l'effet du médicament détruit. Le sang peut recevoir et conserver des substances étrangères qui sont capables de détruire les solides en faisant naître une action de nature destructive.

La présence d'une substance étrangère dans le sang peut altérer les propriétés chimiques des solides chez les sujets qui travaillent le plomb, comme on le voit évidemment dans le cas suivant.

Morgan, peintre en bâtiments, qui était depuis longtemps paralysé des mains et des jambes, fut renversé et se fractura le fémur immédiatement au-dessous du petit trochanter. L'extrémité supérieure du fragment inférieur s'était placée au côté externe du fragment supérieur et suivait les mouvements du genou, de sorte qu'elle fut prise pour le grand trochanter; mais, ayant découvert la fracture au moyen de l'extension de la jambe, je replaçai les fragments dans leur position naturelle,

10

et j'entourai le membre d'une bande. Le malade alla bien pendant une quinzaine de jours; seulement ses mains se tuméfiaient de temps en temps; mais cette tuméfaction cédait à l'emploi des fomentations. Dans la troisième semaine, son état devint très grave; il s'affaissa, tomba dans une sorte de léthargie, rendit une grande quantité de sang par la bouche, s'affaissa encore davantage, et mourut enfin, environ trois semaines après son accident.

A l'examen du corps, on remarqua que les muscles, particulièrement ceux du bras, avaient perdu leur coloration naturelle; mais, au lieu d'être ligamenteux et demi-transparents, comme on l'observe dans la paralysie ordinaire, ils étaient opaques, et ressemblaient exactement à des parties qui ont macéré dans une solution d'extrait de Goulard. Ainsi le plomb avait été évidemment porté avec le sang jusque dans le tissu des muscles.

TABLE

Paris. — Typ.-Lih. A.-M. Baudelot. 16, rue de Verneuil.